Docteur Albert ABÉCASSIS

*Élève de l'École du Service
de Santé militaire*

Travail du Laboratoire d'Anatomie Patholo[gique]
de l'Université de Lyon

CONTRIBUTION A L'ÉTUDE

DE

L'Origine syphilitique
des Dilatations bronchiques

---

*Leur coexistence avec certaines lésions viscérales
d'origine syphilitique*

IMP. P. LEGENDRE & Cⁱᵉ, LYON

Travail du Laboratoire d'Anatomie pathologique de l'Université de Lyon

CONTRIBUTION A L'ÉTUDE

DE

L'Origine syphilitique

DES

DILATATIONS BRONCHIQUES

Leur coexistence avec certaines lésions viscérales

D'ORIGINE SYPHILITIQUE

PAR

Le Docteur Albert ABÉCASSIS

LYON

IMPRIMERIE P. LEGENDRE & Cie

14, rue Bellecordière, 14

1910

A LA MÉMOIRE DE MON GRAND-PÈRF

A LA MÉMOIRE DE MON PÈRE

A MA MÈRE

> *Je dédie ce modeste travail, bien faible témoignage de mon infinie tendresse et de ma profonde reconnaissance pour toute une vie de sacrifices et de dévouement.*

A MES FRÈRES ET SOEURS

A MES PARENTS

A MES AMIS

A MONSIEUR LE PROFESSEUR
J. TEISSIER

Professeur de Clinique médicale à la Faculté
Associé national de l'Académie de Médecine
Officier de la Légion d'honneur

*Nous ne saurions assez le remercier
de la bienveillance qu'il a toujours
bien voulu nous témoigner. Nous gar-
derons précieusement le souvenir de
sa grande bonté à l'égard des nôtres.*

*Qu'il veuille bien accepter l'hom-
mage de notre profond respect et de
notre vive et durable reconnaissance.*

A MONSIEUR LE PROFESSEUR

R. TRIPIER

Professeur honoraire à la Faculté de Médecine de Lyon
Médecin honoraire des Hôpitaux
Chevalier de la Légion d'honneur

A MONSIEUR LE DOCTEUR BÉRIEL

Médecin des Hôpitaux
Chef des Travaux d'Anatomie pathologique

Il a toujours été pour nous d'une extrême amabilité. Pendant notre séjour au laboratoire, nous avons profité de son enseignement et de ses conseils. Il nous a, dans maintes circonstances, honoré de sa sympathie. Nous lui exprimons nos sincères remerciements et le prions de croire à notre vive gratitude.

A MES MAITRES

de l'Ecole annexe de Médecine navale de Toulon

de la Faculté de Médecine de Lyon

et de l'Ecole du Service de Santé militaire

INTRODUCTION

La syphilis a pris, en pathologie viscérale, au cours de ces dernières années, une place considérable, et cette place s'accroît de jour en jour; on sait, en effet, qu'à côté des lésions histologiquement spécifiques de la syphilis, il existe des lésions qui ne sont spécifiques que par leur étiologie, et qui, cependant, n'en sont pas moins dues à la vérole.

Il arrive souvent qu'au cours d'une autopsie d'un sujet chez lequel on a, ou non, diagnostiqué une lésion d'origine syphilitique — même quand la syphilis a été niée — on trouve dans d'autres organes des lésions de même nature qui n'ont pas pu être découvertes au lit du malade.

C'est ainsi, par exemple, que nous avons pu constater chez certains sujets (dont les observations sont citées plus loin) l'association des dilatations bronchiques avec des lésions de nature spécifique comme l'aortite syphilitique, l'anévrysme de l'aorte, etc.— De telles observations ne sont pas nombreuses, car, au cours d'une vérification se rapportant à un cas d'anévrysme de l'aorte, ou d'aortite syphilitique, on ne pense pas toujours à rechercher minutieusement les altérations ou à prélever des fragments de poumon pour y rechercher des lésions de bronchectasies, lésions qui peuvent quelquefois ne se confirmer qu'après examen histologique.

Dans les quelques autopsies que nous avons eu l'occasion de voir pratiquer dans les services hospitaliers ou dans les séances du cours d'Anatomie Pathologique, nous avons, sur les conseils de M. le professeur Paviot, recherché les cas où les *dilatations bronchiques se trouvaient associées à d'autres lésions viscérales dues à la syphilis*.

Nous avons également recherché des cas analogues dans la littérature médicale et dans la collection d'observations que M. le docteur Devic a bien voulu mettre à notre disposition. Cette recherche a nécessité, non seulement la lecture du diagnostic de chacune d'elles, mais elle a exigé la connaissance du compte rendu de l'autopsie, car on verra plus loin que souvent les lésions dont nous nous occupons sont passées inaperçues et n'ont été découvertes qu'après la mort.

Nous avons pu constater ainsi la coexistence de *dilatations bronchiques avec l'aortite syphilitique, l'anévrysme de l'aorte, le tabès ou le foie ficelé*.

C'est précisément en nous basant sur ces coïncidences que nous essaierons d'apporter un argument en faveur de l'origine syphilitique des bronchectasies. Notre étude sera, en somme, le développement de l'idée exprimée par M. le Professeur Tripier dans son traité d'Anatomie Pathologique (1) :

---

(1). Traité d'Anatomie Pathologique, p. 635.

« L'affection désignée sous le nom de dilatation
« bronchique se rapporte manifestement à la syphi-
« lis, soit que cette maladie ait été signalée dans les
« antécédents (1), *soit que l'on ait trouvé concur-*
« *remment d'autres lésions incontestablement de*
« *nature syphilitique* ».

Après quelques généralités sur la façon dont nous
nous proposons d'interpréter ces observations, nous
ferons l'histoire étiologique et pathogénique des
dilatations bronchiques. Après avoir fait la critique
des théories invoquées, nous montrerons l'insuffisance des données étiologiques exposées à propos de
ces lésions ; nous exposerons ensuite les arguments
en faveur de la nature syphilitique des bronchectasies.

En premier lieu, nous citerons les arguments
« anatomo-cliniques », c'est-à-dire les cas où nous
avons trouvé la coexistence des dilatations bronchiques avec certaines lésions viscérales d'origine
syphilitique.

Nous ferons enfin un court exposé des arguments
« histologiques » qui ont servi de base à M. le Professeur Tripier pour rattacher les bronchectasies à
la syphilis.

---

(1) Voir ces cas étudiés par M. Bériel : *La syphilis pulmo*
naire, p. 256.

Avant d'aborder l'étude de notre sujet, nous tenons à exprimer nos remerciements à M. le Dr Devic qui nous a laissé puiser dans sa belle collection d'observations les documents utiles à notre travail. Notre reconnaissance va également à M. le Professeur Pic, à M. le Dr Bret, qui nous ont permis de publier deux observations prises dans leurs services, à M. le Professeur agrégé Cade, qui a bien voulu nous donner quelques utiles renseignements. Au laboratoire d'Anatomie Pathologique, où nous sommes entrés grâce à l'amabilité des Drs Bouchut et Nové-Josserand, nous avons trouvé le meilleur accueil de tous ceux qui le composaient, principalement de M. le Dr Savy, aux côtés duquel nous avons eu l'honneur de travailler.

Nous ne quitterons pas l'Ecole sans remercier notre ami le Dr H. Gabrielle de toute la sympathie que les siens et lui-même nous ont manifesté à Toulouse et à Lyon.

Nous envoyons enfin notre meilleur souvenir à notre camarade le Dr A. Collilieux, avec qui nous passâmes les meilleurs moments de notre temps d'Ecole.

CHAPITRE PREMIER

Généralités

La démonstration de la nature identique de plusieurs lésions, par les cas où on les a trouvées coexistantes est un procédé pauvre comme résultats.

L'organisme, en effet, ne paraît pas réagir également en plusieurs points à la fois, à la même cause, quand celle-ci exerce son action d'une façon lente ou subaiguë; du reste, en pathologie, les exemples où l'on a pu se servir de ce procédé sont assez rares. Notons qu'il a été utilisé en particulier pour démontrer la communauté d'origine du tabès et des lésions d'aortite (1).

Mais, en général, une même cause exerce d'une façon prédominante ses effets sur un seul organe et ne les généralise pas sur tous les autres : cette généralisation à tous les organes est exceptionnelle et n'a lieu que lorsque la cause est particulièrement viru-

---

(1) GUILLY. — Th. de Paris, 1894. De la fréquence de la coexistence chez les syphilitiques des aortites avec le tabès et la paralysie générale.

lente, comme par exemple dans le cas de syphilis gommeuses de plusieurs viscères .

Si l'on considère les lésions dites « parasyphylitiques », qui semblent dépendre d'une virulence déjà atténuée, il est assez difficile de les rencontrer chez le même sujet dans plusieurs organes à la fois. Il y a des cas heureux cependant, où cette coexistence se rencontre; on peut alors en faire état pour rapporter à la même cause les lésions trouvées, pour peu que cette coexistence soit cependant révélée assez souvent et acquière de ce fait une valeur suffisante. Il existe, d'ailleurs, en clinique, une règle logique et confirmée par l'expérience — comportant cependant comme toutes des exceptions — qui consiste à rapporter à une seule cause morbide (autant qu'on peut le faire sans fausser les observations), tous les symptômes présentés par un malade. De même, quand il nous est arrivé, au cours d'une nécropsie, de découvrir des altérations de plusieurs organes, à caractère histopathologique particulier, dont l'une seulement était incontestablement syphilitique, nous avons cru pouvoir rattacher les autres à la même cause.

Nous devons toutefois répondre par avance à l'objection suivante : On voit des syphilitiques, porteurs à la fois de lésions dites « parasyphilitiques », et de lésions tuberculeuses, par exemple. Ces lésions, répondrons-nous, sont admises comme étant nettement différentes et leur association ne permettrait pas de conclure à l'identité d'origine.

De même, on rencontre — bien qu'exceptionnellement — des cancéreux de l'estomac, par exemple, qui font de la tuberculose pulmonaire ; là encore l'association de ces lésions ne permettrait pas, à cause de ce que nous savons sur le cancer gastrique et la tuberculose pulmonaire, de les rattacher à une même origine. Remarquons d'ailleurs que cette association est assez rare, comme si l'organisme ne pouvait pas occuper ses forces, son afflux cellulaire, ses liquides nutritifs déviés à deux processus à la fois, de nature différente.

Mais, pour prendre un exemple qui fait l'objet de ce travail, lorsqu'on trouve chez un sujet mourant d'aortite syphilitique ou d'anévrysme de l'aorte, ou bien porteur d'un foie ficelé, une lésion aussi mal expliquée que la dilatation bronchique, n'est-ce pas un argument à donner — du moins jusqu'à plus ample informé — en faveur de l'origine spécifique de cette dernière lésion ?

Dans un premier cas (tuberculose et cancer) il y a aujourd'hui des notions acquises et suffisamment solides pour ne pas rapprocher les lésions et les rattacher à une seule cause.

Dans le second cas, il y a une lésion admise aujourd'hui, comme étant d'origine syphilitique qui s'associe à une autre dont l'origine est encore discutée.

Nous voulons attirer l'attention sur la fréquence relative de ces coexistences et considérer ces cas comme étant uue confirmation de la nature spécifique des bronchectasies ; nous voulons en un mot comme nous le disons dans notre introduction — ajouter aux arguments histologiques des arguments anatomo-cliniques.

2 A

CHAPITRE II

Historique

La syphilis viscérale, en général, fait partie de la période tertiaire de cette maladie.

Quelques-unes des manifestations qui composent cette période ont été connues de vieille date, mais un bien plus grand nombre ont échappé aux observateurs, quant à leur relation avec la syphilis.

Comme le dit Fournier, le *tertiarisme interne* ou viscéral — par opposition au *tertiarisme externe* (syphilides, gommes) — n'est que de notion assez moderne. C'est dans la seconde moitié du siècle dernier qu'ont été annexées à la syphilis quantité de manifestations dont l'origine spécifique était restée méconnue jusqu'alors.

Les dilatations bronchiques ont été vues et décrites par Laënnec (1) en 1818. Il est inutile de rechercher dans les auteurs qui l'ont précédé des renseignements sur ces lésions. Elles étaient inconnues avant l'apparition du Traité d'auscultation médiate du cœur et des poumons.

---

(1) Laennec. — Traité de l'Auscultation médiate, 1818.

Il est évident que personne n'aurait pu, avant cet auteur, avec les maigres moyens de recherches de l'époque, découvrir une maladie comme la bronchectasie qui, du reste, n'est pas très facile à diagnostiquer.

Laënnec expliquait la dilatation par l'accumulation des mucosités dans les bronches; cette dilatation d'abord passagère, devenait, selon lui, constante, grâce au renouvellement des mucosités. Mais il insista surtout sur la description, sur les traits de cette maladie, en arrêta la physionomie d'une manière assez nette et, bien qu'il eût déjà distingué la dilatation ampullaire et la dilatation cylindrique, il fallut chercher un peu plus tard, dans les œuvres de ses successeurs l'étude étiologique et anatomo-pathogique.

En 1834, Andral (1) montre que si l'inflammation chronique des bronches peut provoquer des rétrécissements et des oblitérations chez ces dernières, elle peut également engendrer des dilatations. Il décrit en outre la dilatation moniliforme.

L'attribution de l'ectasie aux efforts de toux est due à Broussais (2) qui, en 1834 également, l'explique brièvement dans son cours de Pathologie et de Thérapeutique générales.

Un an après, Reynaud (3), invoque un mécanisme

---

(1) ANDRAL. — *Clinique Médicale*, tome III, 1824-1839.

(2) BROUSSAIS (F.-J.-V.). — Cours de Pathologie et de Thérapeutique générales, tome II, 1834.

(3) REYNAUD. — *Mémoire de l'Académie Royale de Médecine sur l'oblitération des bronches*, tome IV, 1835.

de suppléance : lorsque le parenchyme pulmonaire est densifié, les bronchioles avoisinantes se dilatent. Reynaud s'appuie sur un principe « d'équilibre respiratoire ».

Stokes (1), en 1836, fait jouer un rôle à l'inflammation des parois bronchiques elles-même, amenant la paralysie des fibres contenues dans ses parois.

Cette paralysie permettrait le séjour prolongé des sécrétions bronchiques et, à la longue, une dilatation permanente. La théorie de Stokes est reprise par Lebert (2), en 1857, comme on le verra plus loin. Corrigan (3) emploie, en 1838, le terme de « cirrhose du poumon » et invoque, pour expliquer la dilatation, la sclérose du poumon environnant. De nombreux tractus fibreux sillonnent cet organe, occupant l'intervalle des nombreuses bronches. La rétraction de ces tractus aura pour conséquence de rapprocher les parois d'une bronche des parois d'une autre bronche, d'où il résultera la dilatation. Celle-ci sera exagérée par les forces inspiratoires.

Corrigan n'explique malheureusement pas la cause de la rétraction de ces tractus fibro-celluleux.

Pour Williams (4) (1840) la cause de la dilatation réside dans la diminution de l'élasticité et de la con-

(1) Stokes. — Compendium de Médecine pratique, 1836.

(2) Lebert. — Traité d'Anatomie Pathologique générale et spéciale. Tome I. 1857.

(3) Corrigan. — De la cirrhose du poumon (*In Archives générales de Médecine, 3e série, tome II, 1838*).

(4) Williams (C.-J.-B.). — Lectures on the physiology and diseases of the chest, Londres, 1840.

tractilité des bronches, due à l'inflammation et aux
efforts de la pression atmosphérique sur les parties
ainsi altérées.

L'opinion de Rokitansky (1) (1842) s'éloigne sensiblement de celle d'Andral. Il considère, comme lui
la bronchite chronique, comme étant le point de
de départ de la bronchectasie. Mais le mécanisme
est différent, suivant qu'il s'agit de dilatation cylindrique ou sacciforme. Dans le premier cas, il fournit
la même explication qu'Andral; dans le second cas,
la bronchite, dit-il, provoque l'oblitération des parties terminales des bronches; l'air disparaît des
alvéoles qui communiquent avec les rameaux oblitérés. La pression atmosphérique dans les fortes ins-
pirations fait céder les parois des bronches voisines
restées perméables, d'où il résulte la dilatation sacciforme. La dilatation se produirait donc non pas
dans les parties enflammées, mais dans leur voisinage.

En 1843, Rilliet et Barthez (2) admettent une
dilatation aiguë chez les enfants et une ectasie chronique plus fréquente chez les sujets âgés. Pour que
l'ectasie bronchique puisse se produire, il faut,
d'après eux, trois conditions : l'inflammation de la
muqueuse, l'abondance de la sécrétion et l'imperméabilité du tissu environnant.

------

(1) ROKITANSKY. — Handbuch der speciellen pathologischen Anatomie. Vienne, 1842.

(2) RILLIET et BARTHEZ. — Traité clinique et pratique des
maladies des enfants.

La dilatation chronique ne serait que la persistance de la dilatation aiguë.

Pour Beau et Maissiat (1), la même année, la toux est la véritable cause de la dilatation. L'air, comprimé entre la glotte et la paroi bronchique enflammée, fait effort contre cette paroi qui cède facile·ment.

Cette théorie est reprise, en Allemagne, deux ans plus tard (1845) par Mendelssohn (2).

Gairdner (3) admet que les dilatations sont pro·duites par l'ulcération de la paroi. Il n'admet pas de différences entre la bronchectasie et les cavernes tuberculeuses.

Cruveilhier (4) (1852) rapporte la dilatation à la bronchite chronique et aux efforts de toux bien plus qu'à l'accumulation des produits sécrétés.

En 1856, Barth publie, dans les *Mémoires de la Société Médicale d'observation de Paris*, sa théorie nouvelle : celle de la pleurésie chronique.

Voici, pour lui, les trois causes principales de la dilatation bronchique : 1º Les adhérences pleurales qui agissent sur les parois bronchiques ; 2º La pneu·monie chronique qui modifie la structure des bron-

---

(1) BEAU et MAISSIAT.— Recherches sur le mécanisme des mouvements respiratoires (*Archives générales de Médecine. Tome III*, 1843).

(2) MENDELSSHON. — Der Mechanismus der Circulation und Respiration. Berlin, 1845.

(3) GAIRDNER. — On the pathological states of the lung, connected Wilh bronchitis (Monthly journal of Medical Science). T. XIII, 1851.

(4) CRUVEILHIER. — Traité d'Anatomie Pathologique générale. Tome II, 1852.

'ches (atrophie de la couche musculaire); 3° Les bronchites répétées.

Pour Barth, là plus grande partie revient à la plèvre.

En 1857, Lebert reprend la théorie de Stockes (bronchite prolongée amenant la paralysie des muscles de Reissessen) et combat celle de Corrigan (cirrhose du poumon).

Gombault (1), dans sa thèse (1858) assimile le mécanisme des dilatations à celui des ectasies observées dans d'autres organes; pour lui, la sténose a un rôle prépondérant et, quand elle n'est pas observée, elle a disparu par suite de la propagation de la dilatation.

Les auteurs de la période suivante insistent sur les lésions des parois bronchiques.

Bamberger (2) (1859) rejette l'influence de la plèvre ou du parenchyme pulmonaire et fait intervenir l'atrophie progressive des éléments résistants de la paroi bronchique par suite de l'inflammation.

La même théorie est soutenue par Trojanowsky (3) (1864). Luys (4) revient à la théorie de Corrigan en l'exagérant encore, et fait une comparaison entre le poumon et le foie.

----

(1) GOMBAULT. — Etude sur l'anatomie pathologique, les causes et le diagnostic de la dilatation des bronches. *Thèse de Paris*, 1858.

(2) BAMBERGER. — Bemerkungen ueber die Bronchiectasis sacroformis (*Œsterrich. Zeitschrift*), 1859.

(3) TROJANOWSKY. — Klinische Beitrage zur Lehre von der Bronchiectasis (*Dissert. Inaug. Dorpatt.*), 1864.

(4) LUYS. — *Bulletin de la Société Anatom. de Paris*, 1861.

Casalis (1) dans sa thèse (1862) prétend que les agents de la dilatation sont la stagnation des mucosités, la pression de l'air et l'inflammation.

Les mucosités bronchiques, d'après Hardy et Béhier (2), s'enfoncent comme des « coins » dans les bronches en les dilatant, grâce aux efforts d'inspiration.

Selon de Niemeyer (3) (1868), quand le poumon est atélectasié, ou impropre, pour une raison quelconque, à recevoir de l'air, les bronches rétablissent la surface du champ respiratoire par des « dilatations vicariantes ».

Blachez, dans le Dictionnaire encyclopédique des sciences médicales de Dechambre (1869) prétend que des produits gazeux provoquent la dilatation des conduits où ils prennent naissance.

En 1873, Grasset (4) rattache les dilatations bronchiques aux affections chroniques des voies respiratoires, d'origine paludéenne.

Grancher (5) (1878) dit qu'il est de règle de trouver ces dilatations chez les tuberculeux.

---

(1) CASALIS. — Considérations sur la formation des dilatations bronchiques. *Thèse de Paris*, 1862.

(2) HARDY et BÉHIER. — Traité élémentaire de Pathologie interne. Tome II, 1869.

(3) DE NIEMEYER. — Traité de Pathologie interne et de Thérapeutique 1868.

(4) GRASSET. — Etude sur les affections chroniques des voies respiratoires. d'origine paludéenne. *Th. de Montpellier*, 1873.

(5) GRANCHER. — Dilatation bronchique chez les tuberculeux. *Gazette médicale de Paris*, 1878.

L'opinion de Balzer (1) (1878) qui invoque l'influence de la broncho-pneumonie sur les parois des bronches est à opposer à celle de Leroy (2) (1879) et de Dallidet (3) (1881) qui considèrent au contraire la lésion des bronches comme primitive et celle du poumon comme secondaire. Balzer n'a fait que développer les idées de Charcot au sujet des dilatations bronchiques.

Charcot (4) en parle, en effet, dans sa leçon sur les broncho-pneumonies chroniques survenant à la suite de rougeole, coqueluche, fièvre typhoïde. Il fait une étude histologique où il décrit au niveau de la paroi des bronches la destruction des tuniques musculaire et élastique (Trojanowsky); au niveau des alvéoles avoisinantes, l'épaississement de leurs parois et le revêtement de ces parois par un épithélium cubique.

Desplats (5) de Lille, fait en 1879 une communication à la Société médicale des Hôpitaux de Paris où il rapporte une observation concernant un sujet atteint d'anévrysme de l'aorte et de bronchectasie (6).

---

(1) Balzer. — Contribution à l'étude de la broncho-pneumonie. *Thèse de Paris*, 1878.

(2) Leroy. — Archives de physiologie normale et pathologique, 1879.

(3) Dallidet. — Anatomie pathologique et pathogénie de la dilatation des bronches. *Thèse de Paris*, 1881.

(4) Charcot (J.-M.) — Œuvres complètes. Maladie du poumon et du système vasculaire. T. V. 1888.

(5) Desplats. — *Union médicale*, 26 août 1879.

(6) Nous citerons cette observation dans le chapitre IV page 69, car elle vient à l'appui de ce que nous voulons démontrer.

Mais il est curieux de noter comment Desplats
explique ces lésions. En premier lieu il explique
l'anévrysme par l'athérome aortique et ensuite
expose un nouveau mécanisme de la dilatation bronchique. Il fait tout d'abord la critique de toutes les
théories précédentes, reconnait que la bronchite
chronique et les adhérences pleurales sont les
causes les moins contestables des dilatations bronchiques, et donne l'explication suivante de l'ectasie
trouvée chez son malade : la poche anévrysmale
développée sur la concavité de la crosse aortique
comprimait la bronche gauche; de plus, un liquide
muco-purulent distendait les cavités signalées au
cours de l'autopsie.

Desplats conclut qu'aux diverses causes indiquées
par les auteurs pour expliquer la dilatation des bronches, il faut ajouter l'obstruction de la bronche principale par un anévrysme ou une tumeur d'une autre
nature.

Barthez et Sanné (1) (1884) accordent un grand
rôle à l'infiltration des parois bronchiques par les
leucocytes. Ces leucocytes proviennent, d'après
Hanot et Gilbert (2), des capillaires dilatés qui
sillonnent les parois des bronches.

La théorie de Rokitansky est reprise, en 1885,
par Heller (3) qui décrit la « Dilatation bronchique
d'origine atélectasique ». Les bronches qui précèdent

---

(1) Barthez et Sanné. — Traité clinique et pratique des
maladies des enfants. Tome I, 1884.
(2) Hanot et Gilbert. — *Archives de Physiologie*, 1884.
(3) Heller. — *Deutsch. Arch. für Klin. Med.*, 1885, vol. 36.

le territoire du parenchyme pulmonaire atélectasié subiraient une dilatation, par une sorte de phénomène de compensation.

Dans un mémoire paru en 1886, Hiller (1) distingue dans la syphilis du poumon, les dilatations bronchiques que l'on avait confondues jusque-là avec des cavernes.

Balzer et Grandhomme (2) trouvent des bronches dilatées dans les poumons d'un nouveau-né syphilitique.

Mauriac, dans son traité sur la *Syphilis tertiaire* (1890), cite deux observations que l'on lira plus loin (obs. X et XI) rapportées par Lancereaux, la première, en 1877, à l'Académie de Médecine, la deuxième (3) en 1881 et fait remarquer que la dilatation des bronches se produit fréquemment dans la sclérose spécifique du poumon. Nicaise (4) (1893), fait intervenir, en plus des altérations des parois bronchiques, les causes (toux, chants, cris,) qui augmentent la tension intra-bronchique dans l'expiration.

L'artériosclérose est mise en cause en 1893 par Hanot (5), et par Legendre (6) la même année Puis

---

(1) Hiller. — *Charité Annalen*, vol. 9. 1884.

(2) Balzer et Grandhomme. — *Revue mensuelle des maladies de l'enfance*, 1886, p. 497.

(3) *Gazette des Hôpitaux*, 10 décembre 1881.

(4) Nicaise. — Pathogénie de la dilatation des bronches, *Revue de Médecine*. 1893.

(5) Hanot.— *Société Médicale des Hôpitaux de Paris*, mai, juin, 1893.

(6) Legendre. — *Société Médicale des Hôpitaux*, 26 mai 1893.

Coyne rappelle, dans son traité d'Anatomie Pathologique (1894, la théorie qu'il avait inspirée quinze ans auparavant à ses élèves Leroy et Dallidet. Les expériences de Claisse (1) (1895), montrent que l'introduction de corps étrangers dans les bronches provoque une hypertrophie des muscles de Reissessen et des ectasies à ce niveau.

Bourdieu (2), dans sa thèse inspirée par Lancereaux, décrit, « à côté de la syphilis pulmonaire, se « traduisant par la gomme, la pneumonie blanche, « la sclérose, une syphilis bronchique, uniquement « bronchique (au début du moins), qui peut aboutir « à la dilatation généralisée de tout le système des « voies conductrices de l'air ». Mais pour lui, la syphilis seule, n'est pas la cause principale et ne suffit pas à expliquer les dilatations bronchiques ; il invoque l'influence des agents vulgaires de la suppuration, des efforts de toux qui peuvent agir sur les bronches en les dilatant, grâce à la cause (syphilis) qui a diminué la résistance des parois. Il donne, d'ailleurs, l'explication de Marfan (3) : disparition, sous l'influence de la bronchite chronique, de la couche des fibres musculaires et élastiques, amenant un défaut de résistance de la paroi aux efforts de toux.

Noïca (4) émet l'idée que la dilatation se fait à l'em-

---

(1) CLAISSE. — *Société de Biologie*, 26 octobre 1895.

(2) BOURDIEU. — Contribution à l'étude de la syphilis pulmonaire. *Thèse de Paris*, 1896.

(3) MARFAN. — *Traité de Médecine*, de Bouchard et Brissaud, 1901.

(4) NOICA. — *Bulletin et Mémoires de la Société Anatomique de Paris*, juillet et octobre 1899.

placement des mucosités qui, par leur abondance, forcent la bronche à s'ectasier. Dieulafoy, dans une leçon clinique (1878) signale, sans chercher à l'expliquer, la dilatation bronchique qui, dit-il, « de toutes les formes anatomiques de la syphilis pulmonaire, est certainement la plus rare ».

Bourée (1) enfin fait une étude complète sur la pathogénie des dilatations des bronches, mais il est très éclectique et croit que ces lésions sont produites par un « mécanisme complexe » ; il admet, pour les expliquer, deux conditions : une lésion bronchique qui consiste dans la perte de l'élasticité et de la résistance de la paroi, une lésion pulmonaire qui réside dans l'imperméabilité du parenchyme.

C'est alors que M. le professeur Tripier, dans son *Traité d'Anatomie Pathologique* (1904), attire le premier l'attention sur la fréquence des bronchectasies au cours de la syphilis pulmonaire, fréquence d'autant plus grande qu'elles peuvent passer inaperçues et que leur diagnostic anatomique est souvent très difficile. Nous exposerons, plus loin, en étudiant l'anatomie pathologique des dilatations bronchiques, quelles furent les bases histologiques qui servirent à M. Tripier pour édifier la théorie suivant laquelle « *l'affection désignée sous le nom de dilatation bronchique se rapporte manifestement à la syphilis* ».

MM. Cade et Jambon (2) reprennent la question

<hr>

(1) Bourée. — Contribution à l'étude de la pathogénie de la dilatation des bronches. *Thèse de Paris*, 1905.

(2) Cade et Jambon. — *Archives de Médec. expérim. et d'Anatom. Pathol.*, novembre 1905, p. 649

en 1905 dans un intéressant mémoire et publient, à l'appui de la théorie de M. Tripier, deux observations complètes avec examens histologiques.

MM. Cade et Savy (1) publient un cas de bronchectasie syphilitique, en 1906, et, après avoir signalé la difficulté d'interprétation clinique des symptômes présentés par les malades, ils insistent sur la nature syphilitique des lésions constatées et considèrent ce cas comme un argument de plus en faveur de la théorie de M. Tripier.

En 1907, enfin, Dieudonné (2), dans une thèse intitulée : Contribution à l'étude de la dilatation des bronches chez l'enfant, envisage l'étiologie de la dilatation des bronches en général et considère l'étiologie spécifique de cette lésion comme assez rare. Pour cet auteur, la broncho-pneumonie, aiguë ou chronique, de *quelque nature qu'elle soit*, produit la dilatation des bronches ; il exprime, en somme, les idées émises par Charcot en 1888.

Nous ne terminerons pas cet historique sans signaler ce que dit Claisse, dans le Traité de médecine de Brouardel et Gilbert (1910), à propos de la bronchectasie : « Ce chapitre n'étant qu'une annexe du chapitre : Bronchite chronique, il est superflu de répéter ici les considérations générales applicables au cas particulier de la bronchectasie ».

---

(1) Cade et Savy. — *Lyon Médical*, 1906, tome 1, p. 345.
(2) *Thèse deNancy*, 1907.

CHAPITRE III

Critique des différentes théories

On vient de se rendre compte du nombre et de la diversité des théories émises sur la pathogénie et l'étiologie des dilatations bronchiques. Depuis près d'un siècle que ces lésions ont été décrites, chaque auteur a indiqué une pathogénie nouvelle. Cette multiplicité d'opinions suffit, semble-t-il, à préjuger de l'insuffisance de la plupart d'entre elles.

Si l'on jette un coup d'œil sur toutes les théories exposées au cours de notre historique, on constate qu'en définitive, les auteurs ont rapporté les causes des dilatations bronchiques :

a) Tantôt à l'accumulation des sécrétions bronchiques seules (Laënnec, Rilliet et Barthez, Noïca), ou accompagnées de phénomènes mécaniques et inflammatoires (Casalis) ;

b) Tantôt à des phénomènes purement mécaniques, comme les efforts de toux (Broussais, Mendelssohn, Beau et Maïssiat) ;

c) Tantôt à des phénomènes mécaniques combinés

à des phénomènes inflammatoires (Williams, Cruveilhier, Nicaise) ;

d) Tantôt à des phénomènes d'équilibre respiratoire (Reynaud, Niemeyer) ;

e) Tantôt à la disparition (Trojanowski, Cruveilhier, Balzer, Bamberger) à l'atrophie ou à la paralysie (Stokes, Williams) des muscles de Reissessen ;

f) Tantôt à des lésions de la paroi bronchique
(Leroy, Dallidet, Barthez et Sanné, Hanot et Gilbert).

Cet ensemble d'opinions que l'on peut rassembler
sous le nom de « théorie bronchique » — puisque
les auteurs ont fait jouer à la bronche un rôle prépondérant dans la formation de la lésion — a rallié
le plus de suffrages. Elle est à opposer à la « théorie
pulmonaire » émise pour la première fois par Corrigan, soutenue plus tard par Leudet et Luys, et à la
« théorie pleurale » qu'on ne peut passer sous silence
en raison des travaux importants dont elle a été
l'objet de la part de Barth, puis de Biermer (1).

Nous allons essayer de montrer d'abord l'insuffisance des deux dernières théories, en montrant
qu'aucune n'est capable de produire, à elle seule, ni
d'expliquer la lésion, et nous envisagerons quelle
est la part de vérité qui doit revenir à la première,
dont les partisans sont le plus nombreux.

A. *Théorie pulmonaire.* — Cette théorie, sédui-
sante au premier abord, ne peut être admise, du
moins si l'on considère les lésions du poumon seul

____

(1) Remarquons que ces théories ne sont pas toutes exclu-
sives et qu'un grand nombre d'entre elles sont mixtes.

comme pouvant produire l'ectasie bronchique. Les lésions pulmonaires peuvent, en effet, exister dans les pneumonies chroniques où la sclérose est très abondante (sclérose lobaire), et cependant on ne constate pas de dilatations des bronches.

B. *Théorie pleurale.* — Elle ne peut satisfaire l'esprit, car on voit fréquemment des poumons atteints de sclérose, avec symphyse de la plèvre et même rétraction de la paroi sans aucune production de bronchectasies.

On trouve d'ailleurs très souvent ces lésions sans adhérences pleurales.

C. *Théorie bronchique ou broncho-pulmonaire.* — Elle n'est pas comprise de la même façon par tous les auteurs qui s'y sont ralliés.

Tout d'abord il est facile de combattre la théorie de l'accumulation des sécrétions bronchiques : il est actuellement de toute évidence que, grâce à l'action des cils vibratiles, les mucosités ne peuvent séjourner dans les bronches.

La théorie purement mécanique (efforts de toux) contient une part de vérité ; nous ne contestons pas que, chez les enfants, à la suite de toux répétées consécutives à une coqueluche, il se produise au niveau des bronches, des ectasies mécaniques, mais, comme nous le verrons dans l'étude anatomo-pathologique, ce sont des dilatations à caractères spéciaux, n'ayant aucun rapport avec celles que nous étudions.

Nous admettrons de même, avec Grancher et Comby, qu'il existe des dilatations bronchiques, ou plutôt des lésions qui s'en rapprochent, à la suite d'altérations locales produites par l'introduction de corps étrangers dans les voies respiratoires. Mais il est impossible de conclure de là que tous les tousseurs adultes ont les bronches dilatés et que les éléments physiques de pression, seuls, suffisent à produire les lésions qu'on leur attribue.

Charcot attribuait un rôle prépondérant à la broncho-pneumonie subaiguë ou chronique ; il faut, en effet, une lésion du parenchyme et des bronches pour qu'il se produise de l'ectasie de ces dernières, mais il ne faut pas la rattacher aux bronchites ou bronchopneumonies banales, ou résultant d'une maladie antérieure quelconque. On peut reprocher à certains auteurs d'avoir mis en cause le paludisme, l'alcoolisme, l'artériosclérose, maladies qui, en réalité, sont très rarement — pour ne pas dire jamais — à la base de ces lésions. Quant à la tuberculose, nous verrons à propos de l'observation II (page 52) ce qu'il faut en penser, quand on la trouve coexistant avec des dilatations bronchiques.

Jusqu'à nos jours, dans les traités, les auteurs considèrent les bronchectasies comme une conséquence banale des bronchites chroniques et ne cherchent à expliquer que le mécanisme de la dilatation, après avoir considéré comme suffisantes, les lésions des parois bronchiques.

Il manque manifestement une base à la connaissance étiologique de ces lésions. Il semble d'abord que toutes les causes indiquées doivent être considérées comme secondaires, adjuvantes, et une première preuve est l'absence de bronchectasies dans des cas qui réunissent toutes les conditions invoquées pour leur production (Tripier). Il faut donc chercher des causes plus immédiates.

Comme on l'a vu dans l'historique, la place accordée aux bronchectasies parmi les affections syphilitiques de l'appareil pulmonaire a été toujours considérée comme assez restreinte. D'ailleurs, peu nombreux sont les auteurs qui ont pensé à rattacher ces lésions à la spécificité.

Hiller a, tout d'abord, attiré l'attention sur les dilatations bronchiques que l'on confondait avec des ulcérations ou des gommes ulcérées de la syphilis pulmonaire.

Puis Balzer et Grandhomme ont observé des bronchectasies chez des nouveau-nés hérédo-syphilitiques. Mauriac, dans son traité sur la syphilis tertiaire, les mentionne dans l'histoire de la syphilis pulmonaire sans les décrire et Dieulafoy ne les considère que comme des manifestations très rares.

M. Tripier en a eu une conception nouvelle, après avoir montré l'insuffisance de l'explication de ces lésions par la bronchite chronique ou par des phénomènes mécaniques combinés ou non à des altérations pariétales. Il a, en effet, constaté que, dans cette maladie, il y a une production qui se fait dans le tissu même par son activité propre, et non par une lésion passive produite par une altération quelconque.

Le remaniement du tissu, produit par le processus inflammatoire, la production de nouvelles cavités alvéolaires à épithélium cubique, la constatation de formations analogues chez le fœtus ou le nouveau-né hérédo-syphilitique atteint de pneumonie blanche, voilà autant d'arguments en faveur de l'origine syphilitique des dilatations bronchiques.

Nous résumerons ces arguments établis par M. Tripier, après avoir exposé et commenté nos observations, qui sont la base des arguments anatomo-cliniques, reposant sur la coexistence de bronchectasies avec certaines lésions viscérales d'origine syphilitique certaine.

CHAPITRE IV

Observations.

Nous avons trouvé, par ordre de fréquence, la coexistence des dilatations bronchiques avec :

— *L'aorti.e syphilitique et*
— *L'anévrysme de l'aorte,*
— *Le foie ficelé,*
— *Le tabès.*

La plupart de nos observations sont suivies des résultats de l'examen histologique. Nous avons écrit à la fin de quelques observations empruntées à la collection de M. le Dr Devic : « L'examen histologique est confirmatif »; les lésions trouvées correspondaient bien, en effet, à celles qui étaient signalées macroscopiquement au cours de l'autopsie.

D'autres observations sont signalées sans examen microscopique. Nous les avons trouvées ainsi dans les auteurs où nous les avons empruntées.

A --Bronchectasies et aortite syphilitique
(anévrysmes de l'aorte)

Nous plaçons dans le même groupe le cas où les bronchectasies ont été trouvées associées à de l'aortite syphilitique et des anévrysmes de l'aorte. Nous considérons, en effet, comme acquise la notion de l'origine spécifique de ces dernières lésions; l'anévrysme, à notre sens, ne peut résulter que des lésions produites par la syphilis au niveau de ce vaisseau.

Les résultats histologiques relatant l'état de l'aorte, dans nos observations, montrent des lésions inflammatoires constantes et expliquant bien la dilatation, quand les plaques gélatiniformes étaient accompagnées d'ectasie. Ces plaques, que les auteurs ont considérées, à tort, comme des plaques d'athérome, présentent histologiquement les caractères suivants. A leur niveau, ce qui frappe tout d'abord, c'est l'état de la tunique moyenne de l'aorte; elle est pénétrée par des vaisseaux néoformés, par des petites cellules rondes et les tuniques externe et interne empiètent sur elle par endroits. Lorsqu'il y a anévrysme, elle peut manquer ou être remplacée par un tissu-fibro hyalin qui sépare les deux autres tuniques; ces dernières participent à l'inflammation, principalement la tunique externe qui est sclérosée et épaissie. Quand l'anévrysme est considérable, il peut ne rester à la place des tuniques interne et externe qu'une lame fibreuse assez mince en rapport, d'une part, avec les caillots et, d'autre part, avec les organes extérieurs à la poche.

L'étude complète de l'anatomie pathologique de l'anévrysme de l'aorte et de ses rapports avec la syphilis, que nous ne pouvons faire ici, est faite dans la thèse de Bonnet inspirée par M. Tripier, (1) qui conclut fermement à l'origine spécifique des ectasies aortiques.

La question a été reprise par les auteurs qui se sont occupés de réactions (Wassermann et autres) et, bien que les statistiques soient assez variables, nous pouvons dire avec M. Vaquez (2) que l'anévrysme aortique vrai, nettement individualisé au point de vue anatomique, est toujours d'origine syphilitique.

OBSERVATION I. (inédite)
(Due à l'obligeance de M. le prof. PAVIOT)

G..., Marie, 53 ans, ménagère, entre le 18 septembre 1909 à l'hôpital de la Croix-Rousse, salle Ste-Blandine. .

Diagostic et résumé : Néoplasme de l'œsophage. Fistule trachéo-œsophagienne.

On ne signale rien dans les antécédents.

Elle est mariée, a eu cinq enfants, dont deux sont morts en bas âge, l'un de méningite, l'autre d'affection pulmonaire. Elle n'a jamais eu de fausse-couche. Pas d'éthylisme.

---

(1) BONNET. — *Th. de Lyon*, 1900.
(2) VAQUEZ. — *Archives mal. cœur et vaisseaux*, février 1909.

Il y a 10 ans, suppuration de la région angulo-maxillaire gauche, ayant laissé une cicatrice déprimée.

Depuis 3 ans, la malade se plaint d'être oppressée; elle n'a jamais eu d'hémoptysie. Elle présente, en outre, depuis deux ans, un enrouement constant, qui s'exagère par instant et la rend complètement aphone.

Elle a beaucoup maigri depuis l'an dernier, a perdu l'appétit et vomit ce qu'elle mange.

Depuis 5 semaines, elle éprouve des douleurs dans le dos, ayant débuté par des frissons répétés, douleurs siégeant au niveau de la pointe de l'omoplate.

Actuellement, elle se trouve faible, tousse et crache beaucoup.

Examen clinique. —Toux fréquente. Expectoration abondante, spumeuse avec ilots plus denses.

La respiration fait entendre un bruit laryngo trachéal assez intense.

Poumons. -- *A gauche*, submatité en avant avec un peu de pot fêlé sous la tête de la clavicule. A l'auscultation, obscurité respiratoire sous la clavicule. Souffle à la partie interne du premier espace. Pas de retentissement de la toux ni de râles. En arrière, souffle aux deux temps à timbre bronchique dans les fosses sus et sous-épineuses. Pectoriloquie aphone. Peu de retentissement de la toux; pas de râles ni de gargouillements.

A droite.—Rien d'anormal en avant. En arrière, submatité, augmentation des vibrations au sommet. Respiration bronchique aux deux temps, moins intense qu'à gauche. Dans la région moyenne, au niveau de la pointe de l'omoplate, foyer de souffle inspiratoire et expiratoire à timbre tubaire, avec voix chuchotée. Retentissement de la toux. Pas de râles.

Cœur. — En dedans de la pointe qu'on ne peut percevoir qu'à l'auscultation, on entend un bruit un peu râpeux, assez constant, post-systolique, qui semble augmenter par la pression du stéthoscope, dont le maximum est sur la ligne médiane au dessus de l'appendice xyphoïde.

Pouls régulier, un peu rapide, à faible tension.

Tube digestif. — Le foie déborde de trois travers de doigt les fausses côtes et est un peu douloureux au palper. Rien ailleurs.

Les réflexes rotuliens sont un peu brusques.

Les urines ne contiennent pas d'albumine.

22 septembre. — Depuis son entrée, la malade a des températures à grandes oscillations. Cette nuit et ce matin elle a eu des crachats abondants, rougeâtres, hémoptoïques. A l'auscultation, on entend des deux côtés (surtout à droite) dans les espaces interscapulaires, un double souffle bronchique, sans râles, sans matité notable. Le murmure, à ce niveau, paraît atténué ou du moins obscurci par l'intensité de ce souffle.

24 septembre. — Hier matin la malade a eu tout à coup une période d'oppression avec refroidissement et légère cyanose. Peu après cet incident, qui dura une heure environ, elle expectora des crachats jaune sale qui lui remplissaient la bouche. L'après-midi, nouvel incident analogue, moins long. Ce matin on trouve dans le crachoir un liquide un peu rougeâtre, sans odeur gangréneuse ou fétide.

La voix est plus éteinte que d'habitude. Quand la malade fait effort pour émettre un son, elle a du cornage.

A l'auscultation, à gauche, le souffle est remonté et s'entend dans les fosses sus et sous-épineuses. Vers l'épine de l'omoplate, gros râles humides.

A droite, le souffle est moins intense, mais garde les mêmes caractères.

La malade signale que depuis 3 ou 4 jours, l'ingestion de liquides lui provoque de la toux et le rejet de pus.

27 septembre. — Oppression vive. Expectoration roussâtre, voix éteinte, un peu bitonale.

On pense à un néoplasme œsophagien, à cause de la superposition de cet ensemble symptomatique à celui offert par une autre malade. Depuis 6 mois, la malade a de la dysphagie ; souvent elle a senti les aliments s'arrêter et a été obligée de boire pour les faire descendre dans l'estomac. Aussitôt qu'elle boit, elle se met à tousser.

Dans la fosse sous-épineuse gauche, gros râles ressemblant à des gargouillements. A la base droite, respiration un peu soufflante.

Facies vultueux, éréthisme cardiaque.

29 septembre. — Depuis cinq jours la température remonte insensiblement. La nuit passée, la malade a eu une période d'oppression aiguë.

Les jambes sont un peu violacées et froides.

La malade meurt le 29 septembre 1909.

Autopsie (M. le professeur Paviot). — A l'inspection de la cavité abdominale, on voit l'extrémité gauche de l'épiploon venir se fixer sur le péritoine épaissi et parcouru d'étoiles blanchâtres, au niveau de l'orifice interne du canal inguinal gauche sans esquisse de sac herniaire.

Du péritoine pariétal pelvien au dessous de l'adhérence, part une lame mince, falciforme, sous laquelle on peut introduire le doigt, et qui vient se fixer sur la face antérieure de la corne utérine gauche. Pas d'adhérences dans le Douglas ni aux annexes.

Le bord gauche du grand épiploon est soudé, sur une longueur de 12 à 13 centimètres, au péritoine pariétal du flanc gauche qui est épaissi, cette adhérence faisant un pont vertical au devant du colon descendant.

Dans la région sous-hépatique, quelques lames peu abondantes, seulement au niveau du col de la vésicule.

Pas de liquide dans les plèvres. Le sommet gauche est adhérent et, en essayant de le décoller, on pénètre dans un magma fragile qui se laisse déchirer. Le sommet droit est facilement décollable. Dans l'éviscération, on est obligé de sculpter au ciseau une gangue inflammatoire qui adhère à la face antérieure des 3e, 4e, 5e, 6e corps vertébraux dorsaux. Les organes intrathoraciques une fois enlevés, on a alors une ulcération oblongue au devant des corps vertébraux au niveau de laquelle le tissu osseux mis à nu est noir et nécrosé.

Sur les parties molles on voit, à gauche de l'œsophage, au-dessus de la crosse aortique, en dedans du sommet du poumon gauche, le tissu sphacélé, noirâtre, qui constitue la face antérieure de la cavité.

Un prolongement de 2 ou 3 centimètres descend contre la face antérieure de l'aorte thoracique et la face postérieure de la bronche gauche. Une sonde introduite dans ce processus ne semble pas conduire dans l'intérieur des voies respiratoires. En haut et en dehors, à la face interne du sommet du poumon gauche, on voit des logettes séparées par des ponts de substance gangréneuse. La plus supérieure paraît pénétrer dans le parenchyme pulmonaire. — En bas le prolongement passe derrière l'œsophage et, traversant le tissu cellulaire prévertébral, vient affleurer la face postérieure de la plèvre médiastine droite; il creuse une cavité gangréneuse avec petits ponts de substance pulmonaire à la partie moyenne de la face postérieure du poumon droit.

En continuant la dissection de l'aorte, de la trachée et de l'œsophage, il devient frappant qu'une masse a éloigné la trachée vers la d.oite et rejeté le poumon vers la gauche, masse que l'on voit bientôt en finissant de disséquer l'aorte en avant, appendue à celle-ci.

En ouvrant l'aorte de bas en haut, on voit qu'il s'agit *d'un anévrysme* commençant à la crosse, immédiatement au-dessus de l'origine de la sous-clavière. Il parcourt toute la convexité de l'aorte jusqu'au delà de l'origine du tronc brachio-céphalique, respectant toute la portion ascendante de la crosse.

Cœur (430 gr.). — Epreuve par l'eau négative. Rien aux valvules. Toute la portion ascendante de la crosse est tapissée de petites elevures qui donnent à sa face interne un aspect tomenteux, sans une seule ulcération de l'endaorte.

En s'avançant vers l'anévrysme, on voit des étoiles plus blanches. A trois travers de doigt au-dessous de l'anévrysme, on voit une petite dépression cupuliforme qui n'a pas encore de collet. Jusqu'à l'origine des rénales, l'aorte a par place un aspect ridé, tomenteux. Les orifices des intercostales sont intacts.

Un peu de liquide dans le péricarde.

Poumons. — Le sommet du poumon *gauche* présente une sorte de cône anthracosique dont la base répond au sommet, et le sommet s'avance à 5 centimètres environ dans l'épaisseur du parenchyme. A l'extrême sommet se trouve une coque fibroïde de 1 centimètre d'épaisseur qui prend un aspect mat quand on la racle. Au sein de cette sclérose se voit *une cavité* du volume d'une petite noisette *à parois lisses*, assez minces, sauf dans la partie où elle se continue avec la coque fibreuse du sommet.

Dans le tissu scléreux de tout le sommet, on voit quelques points qui semblent être de la pneumonie lobulaire, mais aussi des *bronches dilatées* manifestement, ayant la muqueuse rouge. Au-dessous on trouve enfin un véritable nid en ruches d'abeilles.

Le *poumon droit* présente un dépoli à sa face interne et postérieure. Une pneumonie pseudo-lobaire en occupe la partie postérieure du lobe inférieur. Sommet anthracosique, et présentant aussi une petite coque ardoisée, mate au raclage.

Rien à l'estomac ni à l'œsophage.

Foie (1.750 gr.) intact. — *Reins* (160 et 170 gr.) décolorés, à capsule adhérente avec dépressions punctiformes.

Rate (220 gr.) augmentée de volume; pulpe diffluente.

EXAMEN HISTOLOGIQUE (M. le professeur PAVIOT).

a) *Anévrysme aortique commençant.* — Les lésions d'aortite aiguë à petites cellules rondes sont on ne peut plus nettes sur les coupes. Ces petites cellules prédominent dans l'adventice du vaisseau; on peut même dire qu'elles s'y cantonnent sous forme de traînées qui s'étalent soit à la face externe de la musculo-élastique, soit dans le tissu cellulo-adipeux plus extérieur ; on a même l'impression qu'elles devaient s'étendre en dehors des limites de la coupe. — La musculo-élastique commence à présenter aussi une richesse cellulaire anormale, mais les cellules qui s'y montrent sous

forme de traînées minces, longitudinales, ont des noyaux
encore allongés en virgules, ou en bâtonnets. D'ailleurs
cette tunique paraît modifiée profondément ; elle est épaissie,
a pris un transparence hyaline, les cellules, dont les noyaux
sont d'ordinaire régulièrement parallèles, se sont déformées,
et leurs noyaux ont pris des formes en fuseaux, en virgules,
en demi-lunes ; ils se sont espacés les uns des autres comme
si une substance transparente et anhiste les avait écartés et
déformés, au point qu'on ne reconnaît plus les fibres musculaires en faisceaux que par places.

L'endartère s'est épaissie irrégulièrement ; elle ne présente
pas trace d'athérome. Les vaisseaux de l'adventice sont
considérablement dilatés, mais aucun capillaire ne pénètre
encore la tunique moyenne.

b) *Coque fibreuse du sommet droit.* — Cette coque, pour
sa plus grande part, est constituée par un tissu fibro-élas-
tique, semé de blocs d'anthracose et parcouru de capillaires géants.

Çà et là, dans cette nappe fondamentale, apparaissent des
traînées épaisses constituées par des cellules rondes sans
caractères ; mais, en parcourant ces bandes, ou boyaux, on
voit par endroits, sur leur bordure, implantées directement
sur le tissu fibro-anthracosique, des lignes d'épithélium
cubique. Quelquefois cet épithélium paraît se détacher et
répandre de ses lambeaux au milieu de la nappe de cellules
rondes, comme on l'observe dans une bronchiole enflammée ;
mais il n'est pas douteux qu'il s'agit là d'une bronchiole
enflammée et dilatée, étant donné son volume dans un fragment aussi superficiel que celui dont il s'agit. Çà et là aussi
dans le même tissu fondamental, on voit de petites cavités
tapissées par un épithélium cubique unistratifié ou cylindrique et polystratifié. Ce sont des *néoformations alvéolaires*
non douteuses. Donc, dans ce fragment, on peut reconnaître
les caractères histologiques d'une *pneumopathie syphilitique*.
Le poumon sous-jacent à cette coque est scléreux, chargé
d'anthracose, et, à côté, emphysémateux.

c) *Dilatation bronchique dans le foyer de sclérose.* — Sur ce fragment il ne s'agit pas d'une dilatation bronchique, du moins reconnaissable, mais d'une cavité irrégulière, creusée dans un bloc mortifié en voie d'élimination et surchargé d'anthracose. Ce bloc, d'un côté, se continue avec une nappe fibro-anthracosique pauvre en vaisseaux, mais à tissu hyalin encore colorable ; de l'autre elle confine à une nappe de pneumonie à cellules rondes où l'on voit des bronchioles dilatées, à revêtement cubique et cylindrique ; puis, plus en dehors on arrive à une pneumonie du type dit catarrhal, et c'est là que l'on peut trouver, très rares il est vrai (une ou deux par coupe), des cellules géantes de très gros volume, souvent granuleuses et anthracosiques, mais pas différentes des cellules tuberculeuses.

En somme donc, nappe scléreuse en nécrobiose, en voie d'élimination, au milieu d'un processus de pneumonie chronique syphilitique. On peut ajouter que l'on trouve çà et là, loin de la cavité, au milieu de la pneumonie chronique, de petites gommes microscopiques.

Un fragment, pris aussi comme une dilatation bronchique, montre qu'il s'agissait d'un bloc fibro-anthracosique nécrobiosé et en voie d'élimination, autour duquel on retrouve des phénomènes de pneumonie chronique ayant les mêmes caractères histologiques généraux, y compris la présence de gommes microscopiques.

d) *Dilatation bronchique au-dessous du foyer de sclérose.* — Il s'agit d'une grosse bronche, à en juger par un ou deux noyaux cartilagineux que l'on retrouve à sa périphérie et aussi par les grappes glandulaires qui s'y montrent de distance en distance. Elle présente la vascularisation intense de son réseau de capillaires sous-muqueux et périphérique et présente aussi l'hyperplasie de ses faisceaux musculaires. Dans les alvéoles voisins, on peut aussi retrouver certaines cavités revêtues par un épithélium cubique.

e) *Rein.* — Présente une sclérose diffuse, plus marquée au voisinage des vaisseaux, par places, assez intense, mais avec de fortes altérations d'endopériartérite. La capsule est fibreuse, très épaissie. La lésion paraît lente et torpide, sans infiltration de petites cellules.

OBSERVATION II (inédite) (1)
(Due à l'obligeance de M. le Dr Devic)

D..., Jeanne-Marie, âgée de 68 ans, tisseuse, entre à l'hôpital le 28 septembre 1905.

Diagnostic et résumé : Tuberculose pulmonaire cavitaire des sommets.

Antécédents héréditaires : Père mort d'une attaque à 57 ans. Mère morte à 58 ans d'une affection indéterminée. Une sœur morte en couches.

Personnellement, rien dans l'enfance. Réglée à 12 ans régulièrement jusqu'à 44 ans. Mariée à 19 ans. Son mari est mort en 1874 de variole. Elle a eu trois enfants dont un seul vit encore, les autres étant morts jeunes ; une fausse couche après son deuxième enfant. Pas d'alcoolisme ni de spécificité probable.

Scarlatine à 36 ans. Depuis cette époque la malade prétend s'enrhumer facilement et tousser fréquemment.

Elle n'a jamais eu d'hémoptysies, mais elle expectore abondamment. Amaigrissement depuis 3 ans.

A l'entrée, son état général est médiocre ; elle est squelettique.

Appareil respiratoire. — Thorax d'une maigreur extrême. Saillie exagérée des clavicules et des omoplates.

Les vibrations sont exagérées au *sommet gauche*.

A l'auscultation de cette région, *en arrière*, on entend des râles humides, d'abord fins, puis plus gros à mesure qu'on atteint l'angle inférieur de l'omoplate.

Depuis cet angle jusqu'à l'extrême sommet, la respira-

(1) No 616 de la collect. du Dr Devic.

tion est soufflante, à timbre caverneux, avec gargouillement. Exagération et retentissement de la toux. En somme signes cavitaires au complet.

En avant, pot fêlé très net, respiration soufflante, râles humides avec quelques râles à timbre métallique, éclatants, ressemblant à du tintement métallique.

Au sommet droit, en arrière, les signes sont sensiblement les mêmes qu'à gauche : respiration soufflante, mais pas de souffle amphorique, exagération et retentissement de la toux et de la voix. Râles humides avec gargouillements.

En avant : signes moins marqués.

Expectoration : crachats nummulaires typiques.

Cœur : rien d'anormal.

Rien à l'appareil digestif.

Dans la fosse iliaque droite, on sent une masse dure, mobile, douloureuse qui semble être le rein.

Le rein gauche est également bas situé ; il est au niveau d'une ligne horizontale passant au-dessus de l'épine iliaque antéro-supérieure, à trois travers de doigt.

6 octobre 1905. — Radioscopie. L'aorte est grosse. Les deux sommets sont gris.

Deux ou trois jours avant la mort, la malade disait se trouver mieux ; elle avait très peu de fièvre, peu d'expectoration, ni de teinte cachectique.

Morte le 14 octobre 1905.

Autopsie le 15 octobre 1905.

A l'ouverture, la pointe du cœur est dans le 4e espace. Pas de liquide dans les plèvres ni dans le péritoine.

Symphyse pleurale presque totale à droite.

Adhérences solides au sommet gauche.

Le foie déborde les fausses côtes de deux travers de doigt.

L'estomac descend jusqu'à 3 travers de doigt au-dessus du pubis.

Cœur. — Petit, flasque. Un peu de surcharge graisseuse.

Pas d'endocardite ancienne ou récente.

Rien au trou de Botal. Etat fenêtré des valvules aortiques.

Un peu d'athérome sur la grande valve de la mitrale.

Aorte. — Dilatée, mais uniformément, sans aucune formation sacculaire. Un peu d'athérome.

Plaques gélatiniformes des plus typiques dans la portion ascendante de la crosse. Intercostales très peu visibles à leur origine. Perte d'élasticité de l'aorte, parois épaissies. Il s'agit sûrement d'aortite spécifique.

Poumon gauche. — Exsudats pleurétiques hémorragiques recouvrant la plus grande partie du bord inférieur.

Symphyse interlobaire. Le lobe supérieur est occupé en partie par des cavernes de petit volume, en partie par du tissu fibreux. Le lobe inférieur crépite mal. On y trouve surtout des lésions anciennes de sclérose, presque jusqu'à la base, avec, tout à fait à l'extrême base, une cavité à parois lisses, de coloration gris rosé et communiquant à plein canal avec une bronche. Il s'agit là sûrement d'une *dilatation bronchique*. La base du poumon a pris la forme en pied d'éléphant à la suite de pleurésie chronique, avec épaississement notable de la plèvre.

Poumon droit. — Exsudats encore plus épais qu'à gauche, surtout au sommet. Au niveau de la plèvre diaphragmatique, plusieurs nodules d'emphysème tous pleuraux. Destruction complète du lobe supérieur, d'une part par des cavernes, d'autre part par des *dilatations bronchiques*. Dans le lobe inférieur, sur une grande étendue, surtout à la périphérie, on trouve des bandes de sclérose assez épaisse, au niveau desquelles le parenchyme est dur. Tout à fait à la base, le parenchyme ne crépite plus par suite des nodules broncho-pneumoniques.

Foie. — Périhépatite limitée. Organe dur, non graisseux. Vésicule pleine de bile sans calculs.

Rien d'anormal au tube digestif, à part l'estomac qui est un peu allongé.

Reins un peu scléreux. Capsule adhérente

Rien aux capsules surrénales.

Poumon droit = 450 gr.   Foie = 970 gr.
Poumon gauche = 700 gr.   Rate = 80 gr.
Cœur = 220 gr.   Reins = 220 gr.

EXAMEN HISTOLOGIQUE. — A l'œil nu, les dilatations bronchiques signalées au sommet droit, sous la plèvre, simulaient des cavernes A l'examen microscopique, on voit dans un endroit de la coupe une partie d'une grande cavité sans épithélium apparent.

Tout à côté, il y a des cavités moyennes et petites revêtues encore d'épithélium cubique apparent. Entre les cavités, on voit, par place, un tissu scléreux contenant en certains endroits des *néoformations alvéolaires à épithélium cubique.*

Dans un point voisin de cette coupe se trouve une cavité bronchectasique sous-pleurale en voie de gangrène. Immédiatement sous la plèvre, on voit des néo-formations alvéolaires avec épithélium cubique, qui voisinent avec des vaisseaux dont les couches musculaires ont subi une hyperplasie considérable. On arrive enfin dans une cavité dont les bords sont nettement marqués, en certains points, par un épithélium persistant, mais qui, ailleurs, contient des débris nécrosés, avec, par places, mortification de la paroi à leur niveau. Le stroma sous-jacent à cette paroi est très infiltré et très vasculaire.

Aucun tubercule.

OBSERVATION III (résumée)

(In *Th. de Vialle*)

Diagostic et Résumé : Pleurésie de la base du poumon gauche.

Epanchement peu abondant. Symphyse partielle.

M. L..., 43 ans, rentre à la salle Saint-Augustin le 16 novembre 1905, pour de très vives douleurs ressenties dans toute la moitié gauche du thorax.

Ses parents sont morts , son père hydropique et sa mère d'une maladie de cœur.

Sa femme se porte bien ; il a deux enfants vivants.

Il fut réformé pour faiblesse de constitution ; il avoue quelques excès d'alcool autrefois, nie toute maladie vénérienne ; à 22 ans, une fièvre typhoïde.

Une bronchite, il y a six ans, l'obligea à garder le lit deux mois, et depuis il est malade chaque hiver, mais n'a jamais eu de pleurésie, ni d'hémoptysie. De vives douleurs ressenties brusquement, il y a dix jours, dans toute la moitié gauche du thorax, le forcèrent à s'aliter pendant quatre jours, il dut rester assis sur son lit pour atténuer ses douleurs. Pas de frissons.

Vers le 4e jour, le point douloureux diminue mais apparaît une toux fréquente accompagnée d'une forte dyspnée. Il rentre à l'hôpital, a son arrivée il se plaint d'une légère douleur dans le côté gauche, accuse une oppression modérée, mais une toux quinteuse surtout nocturne avec une expectoration muco-purulente peu abondante.

Examen clinique. — Poumon gauche: expansion respiratoire restreinte ; la sonorité est exagérée en avant ; en arrière matité à la base, vibrations diminuées.

On est frappé à l'auscultation du silence respiratoire qui existe dans toute la hauteur du poumon ; surtout latéralement et vers la base, on perçoit de gros frottements sensibles à la main.

Poumon droit: rien d'anormal.

Cœur: pointe dans le 5e espace ; pas de déviation, bruits normaux.

Les deux pouls radiaux sont égaux, on ne sent pas l'aorte derrière la fourchette sternale....

Ponction exploratrice le 20 novembre ; inoculation du liquide au cobaye: résultat négatif.

Séro-diagnostic tuberculeux négatif.

Le 2 décembre on observe une augmentation des signes pulmonaires à gauche ; en arrière, la matité est absolue jusqu'au sommet : les vibrations sont abolies, il y a du souffle à la partie supérieure.

Expectoration muqueuse peu abondante...

5 janvier.—Le malade s'affaiblit progressivement et meurt.

Autopsie. — A la partie supérieure et terminale de la crosse aortique, siège un *gros anévrysme*, dont la paroi adhère aux corps vertébraux, un peu usés à son niveau ; cette paroi se déchire très facilement.

L'anévrysme siège après l'émergence de l'artère sous-clavière gauche, comprimant la bronche gauche dont les parois sont amincies et friables ; on ne constate pas de grosse ouverture entre sa lumière et la cavité de l'anévrysme.

L'aorte a de nombreuses *plaques gélatiniformes* et parait dilatée avec d'épaisses parois.

Rien de particulier à signaler du côté des autres organe. — l'appareil respiratoire excepté. — Le *poumon gauche* a un aspect très particulier. Les plèvres sont adhérentes dans toute leur étendue avec un épaississement blanc très marqué (6 à 8 $^m/_m$,)

A la coupe, le tissu parait à peu près totalement privé d'air, sauf en quelques points isolés du lobe supérieur ; cependant par la pression on peut faire sourdre quelques petites bulles ; la teinte générale est grise ; la surface ne présente pas de grain, elle est plutôt lisse ; la consistance est ferme, mais pas fibreuse comme dans les vieilles scléroses. Çà et là existent quelques *bronchioles dilatées* et trois ou quatre petites ampoules kystiques de quelques millimètres de diamètre. Dans le sommet, il y a quelques dilatations un peu plus larges (4 à 5 millim.), la plupart à surface irrégulière, sanieuse ; en outre sur toute la surface sont disséminées de petites taches blanches ou blanc jaune, grosses comme des têtes d'épingle de verre, à contour irrégulier, paraissant de petits points suppurés. Ces points ne contiennent pas de bacilles de Koch.

Le poumon droit est sain, un peu emphysémateux ; on ne trouve de tubercules, ni dans son tissu, ni dans les ganglions, ni dans aucun autre organe.

A *l'examen histologique*, on trouve un épaississement considérable du tissu interlobaire, sous-pleural, péribronchique et périvasculaire. Tout ce tissu est complètement infiltré d'éléments cellulaires ; les fibres conjonctives sont peu abondantes et peu serrées ; par contre, les vaisseaux capillaires, sont dilatés, flexueux, gorgés de sang. Les alvéoles, sans être diminués de volume, sont considérablement déformés : linéaires, étoilés ou très irréguliers et remplis de volumineuses cellules mêlées à quelques leucocytes. De sorte qu'à un faible grossissement le tissu paraît uniforme et le dessin alvéolaire normal ne se voit pas au premier abord. L'épithélium est desquamé ou persiste à l'état de cellules cubiques très irrégulières.

Les bronches ont une infiltration cellulaire très considérable, l'épithélium est apparent mais flotte par endroits dans la cavité qui est remplie de petites cellules à noyaux uniques souvent décolorés.

Les vaisseaux présentent surtout un épaississement considérable de la tunique externe, peu d'endartérite.

L'examen histologique montre donc les caractères de l'inflammation syphilitique du poumon: processus hyperplasique avec congestion, néoformations alvéolaires, dilatations bronchiques. D'autre part, on ne trouve aucune formation tuberculeuse: pas de bacilles de Koch dans le pus prélevé sur la surface de section pulmonaire, pas de bacilles dans les crachats, séro-diagnostic négatif. Nous devons donc, en présence de ces lésions, ajoutées à des lésions d'aortite syphilitique, considérer leur l'origine spécifique comme certaine.

OBSERVATION IV (inédite) (1)
(Due à l'obligeance de M. le Dr Devic)

G..., Antoine, âgé de 64 ans, marinier, entre salle Saint-Nizier, le 12 mars 1901.

Diagnostic et résumé. — Syphilis à 24 ans. Bacillose pulmonaire à forme fibro-caséeuse. Excavation du sommet droit (?)

Paralysie de la corde vocale gauche, avec dilatation pupillaire du même côté, sans autre symptôme pouvant permettre d'affirmer une ectasie aortique.

Antécédents héréditaires. — Père mort âgé.

Mère morte à 73 ans, d'une affection de la moelle.

Antécédents personnels. — Pas de maladie dans la jeunesse. Militaire en Chine, il contracte la syphilis. Alcoolisme (œnilisme).

Depuis un an, le malade est essouflé. Il a eu, il y a quelques jours de l'œdème des jambes, qui a disparu par le repos. Actuellement, le malade éprouve de la dyspnée d'effort très accusée, avec toux et expectoration abondante.

Voix éteinte depuis 8 mois.

L'état général est assez bon, appétit conservé, pas d'amaigrissement notable.

A l'examen : Poumons. — A gauche, en arrière, submatité au sommet, exagération des vibrations. Souffle inspiratoire et expiratoire. Vers la base, quelques râles humides. A droite, quelques sibilances.

Cœur. — On ne peut localiser la pointe ; bruits normaux.

On sent les battements de la crosse aortique dans le creux sus-sternal.

Pas de différence entre les pouls radiaux.

5 avril 1901. — Au sommet droit et en arrière signes cavitaires. En avant : craquements.

On constate une paralysie de la corde vocale gauche.

1er mai 1901. Cœur. — Le 2e bruit paraît faible, mais sans aucun souffle.

---

(1) N° 512 de la collection du Dr Devic.

Le choc de la pointe est peu senti, bien que l'on perçoive nettement les battements.

L'aorte se sent bien derrière la fourchette.

Poumons. — La respiration en arrière conserve les mêmes caractères que précédemment ; elle est rude surtout à droite.

4 avril 1902. — La paralysie de la corde vocale gauche subsiste.

Une radioscopie montre un cœur vertical, au-dessus duquel s'élève directement une masse obscure qui semble partir de la base et dont il est difficile de la séparer. A gauche, la pointe apparaît sous la forme d'une légère protubérance.

3 juillet 1902. — Le malade demande à sortir, mais il revient dix jours après dyspnéique, le 13 juillet 1902.

24 juillet 1902. — Il a craché hier du sang en caillots.

Le soir, il recommence à expectorer quelques crachats sanglants.

A l'auscultation des poumons, obscurité et submatité à la base droite. Obscurité des deux sommets. Les deux temps de la respiration sont soufflants, surtout à gauche.

Râles humides, discrets, dans la fosse sus-épineuse droite.

En avant, dans les creux sous-claviculaires, mêmes différences aux deux temps de la respiration à gauche et à droite.

Mêmes signes radioscopiques qu'à sa 1re entrée.

Radioscopie. — 2 octobre 1904 (M. Devic).

Poumon droit, très pommelé.

Poumon gauche, moins gris.

L'aire cardio-aortique est représentée par un rectangle allongé comme celui que donnerait un sternum très large, allant du diaphragme aux clavicules, s'élargissant aux deux extrémités.

Le cœur est tout à fait vertical, la pointe n'est pas à plus d'un centimètre du bord gauche du sternum.

Eclairage oblique. — On voit bien le médiastin postérieur ; zone claire en forme de croissant, séparant l'aorte du rachis.

Depuis quelques jours, l'état du malade baisse progressivement. Dyspnée très intense avec expectoration abondante.

Autopsie le 30 octobre 1904.

Cœur = 260 gr.   Rate = 120 gr.
Poumon droit = 710 gr.   Rein droit = 125 gr.
Poumon gauche = 660 gr.   Rein gauche = 125 gr.
Foie = 1080 gr.

Pas d'œdème périphérique.

Adhérences celluleuses des deux plèvres médiastines.

Ganglions sous et sus-claviculaires, volumineux et caséeux.

Pas de péritonite.

Poumon droit. — Symphyse pleurale complète, les deux feuillets, au niveau du tiers inférieur, arrivent à avoir 4 millimètres d'épaisseur et, à la surface de la coupe, on a un aspect caractéristique de la tuberculose. A la coupe du poumon, le lobe supérieur est transformé en un globe dur noirâtre, de consistance cartilagineuse, élastique, parsemé d'un très grand nombre de petites cavités donnant l'aspect de nids d'abeilles. Dans ce lobe même, on ne trouve que des granulations très discrètes. Le tiers inférieur crépite bien ; rares granulations à ce niveau.

Poumon gauche. — Symphyse totale. A la coupe, même aspect que le droit. La division inférieure de l'artère pulmonaire est considérablement élargie ; au point de pénétration dans le parenchyme, le vaisseau étalé à 23 millimètres. D'autre part, entre la partie descendante de cette artère et la plèvre, on trouve une cavité remplie d'un peu de pus, ayant au moins 8 centimètres de hauteur, sa partie inférieure étant effilée et correspondant à peu près à la partie moyenne du poumon, la partie supérieure, au contraire, remontant presque jusqu'au sommet et étant considérablement plus dilatée. La paroi de cette cavité est tapissée de reliefs blanchâtres, alternant avec une muqueuse rouge violacé ; elle a de nombreux diverticules et communique largement avec les gros tuyaux bronchiques. Il s'agit incontestablement d'une énorme *dilatation bronchique*, dont la partie la plus externe est ornée par les plèvres en symphyse infiltrées d'anthracose, sans interposition de tissu pulmonaire.

Pleurésie diaphragmatique à la base gauche.

Aorte. — Athérome modéré. Quelques plaques calcaire au niveau de la crosse. Un peu plus loin que la crosse, ils y a plusieurs *plaques qui semblent nettement gélatiniformes.* L'aorte n'est dilatée, ni par places, ni uniformément.

Cœur. — Myocarde petit, mou, pâle.

Point d'endocardite récente ou ancienne.

Rien au larynx. Reins congestionnés. Capsule souple, non adhérente.

Rate molle, sans périsplénite.

Foie. — Un peu de périhépatite. Sillons verticaux profonds du lobe droit. Pas de lésions macroscopiques.

Vésicule pleine de bile, sans calculs.

L'examen histologique confirme la nature syphilitique des plaques d'aortite et décèle des lésions nettes de dilatation bronchique.

La présence de formations tuberculeuses avec des dilatations bronchiques ne prouve pas que ces dernières lésions soient produites par la tuberculose, comme l'avait prétendu Grancher. Dans l'observation ci-contre, la syphilis est signalée dans les antécédents, l'examen histologique montre les lésions caractéristiques de la bronchectasie : il s'agit d'un syphilitique ayant contracté une tuberculose.

La tuberculose peut, certes, donner lieu quelquefois à des néoproductions alvéolaires, mais lorsqu'on trouve seulement ces néoformations en petit nombre. Leur production abondante et constante doit faire présumer la nature syphilitique de la lésion pulmonaire et constitue un signe certain en faveur de l'étiologie de la dilatation bronchique trouvée.

OBSERVATION V (inédite)
(Due à l'obligeance de M. le Professeur Pic)

R..., Erminio, âgé de 55 ans, manœuvre, entre à l'Hôtel-Dieu le 20 décembre 1909.

Diagnostic : Insuffisance aortique avec signes périphériques, néphrite chronique, galop, crises angineuses.

Il entre à l'hôpital pour de l'oppression.

Antécédents héréditaires. — Père mort d'attaque. Frère mort phtisique à 23 ans. Sœur morte à 7 ans, probablement de péritonite bacillaire.

Antécédents personnels — A 16 ans, bronchite ayant duré plusieurs mois. A trois reprises, chancre mou et bubons vers 30 ans. Pas de syphilis. Ethylisme : vin et absinthe, Marié, pas d'enfants.

Depuis deux mois, le malade remarquait qu'il était oppressé, qu'il avait de la peine à marcher et à monter les escaliers.

Il y a huit jours cette oppression ayant augmenté, il fut obligé de cesser son travail. Il toussait et crachait beaucoup.

A l'examen : malade un peu oppressé, un peu pâle.

Aux poumons : signes de bronchite. Ronchus et sibilances peu abondants. Peu de râles de congestion aux bases.

A la base gauche, submatité et obscurité respiratoire. Expectoration muqueuse.

Au cœur : pointe dans le 5ᵉ espace. Souffle diastolique à la base, à l'orifice aortique.

Ce souffle s'entend à la pointe dans toute la région précordiale, et même dans tout le thorax, mais il a son maximum au foyer aortique. Petit galop, vers l'appendice xyphoïde. Pouls un peu bondissant; danse des artères; double souffle de Durozier.

Rien à noter au tube digestif ni au système nerveux. Urines avec gros nuage d'albumine.

3 janvier 1910. — Amélioration de l'état général. Le malade se plaint toujours de quelques accès d'oppression avec sensation de constriction derrière la paroi sternale. Au cœur, persistance des mêmes signes d'insuffisance aortique.

A l'auscultation, assourdissement du premier bruit; état clangoreux du deuxième avec souffle diastolique, moins fort que précédemment.

5 janvier 1910. — Cette nuit le malade a eu un accès d'oppression avec sensation de constriction derrière le sternum, de douleurs remontant de l'appendice xyphoïde à la fourchette sternale. Dysphagie.

7 février 1910. — Depuis trois ou quatre jours le malade présente du délire avec agitation. Ce matin il est semi-comateux, parlant à peine, avec raideur des membres supérieurs. Quelques petites secousses dans les deux membres supérieurs.

Urines rares. Toux sans expectoration.

Pas d'épanchement pleural. Œdème des jambes.

Saignée de 450 cm³. Amélioration passagère. Un peu de diurèse.

Le malade meurt le 9 février 1910.

AUTOPSIE (M. le prof. PAVIOT).

Adhérences du grand épiploon avec le péritoine pariétal de l'hypogastre. Autre adhérence lamelleuse, en rideau, au devant de la vésicule biliaire, qui va au pylore; quelques adhérences qui vont du foie au péritoine diaphragmatique.

Symphyse totale du poumon droit.

Épanchement à gauche de 1 litre 1/2 de liquide citrin.

Rien dans le petit bassin, ni autour de l'appendice.

Adhérences du diaphragme à tous les organes sous-jacents.

Poumons. — Base gauche atélectasiée, en pied d'éléphant. A ce niveau, adhérence pleurale blanche (sorte de moignon, un peu dur, moins atélectasié que le reste), qui témoigne

d'un accident pleural antérieur. A la coupe : induration
brunâtre au niveau de tout le lobe inférieur.

Le poumon droit a une teinte générale brune à la coupe.
— Vers la base, on voit un petit nombre de tractus.

Il y a probablement à ce niveau, *des dilatations bronchiques.*

Cœur. — Rien dans le péricarde. Insuffisance aortique.
Les valvules sigmoïdes sont éloignées l'une de l'autre, par
suite du processus inflammatoire. Elles laissent un espace
libre au niveau de leur insertion sur l'aorte.

Rien à la mitrale.

Les valvules sigmoïdes sont peu épaisses.

Aorte. — Très dilatée, très épaissie. Macroscopiquement, on
n'aperçoit, pour ainsi dire, plus l'orifice des artères intercostales. La crosse est dilatée ; les lésions très diffuses vont
en s'atténuant à mesure que l'on descend. Circonférence :
12 cent. 1/2 à trois travers de doigt de l'origine de l'aorte.

Artères coronaires. — On peut cathétériser l'antérieure
avec une sonde cannelée ; au niveau de la coronaire postérieure, cependant il y a une *plaque d'aortite syphilitique* qui
empêche l'introduction de la sonde. A l'ouverture de la
coronaire antérieure, plaque jaune d'athérome qui n'enlève
pas la souplesse de cette artère, comparativement à l'aorte.
Plus loin, cette artère est perméable et souple, malgré une
petite tache d'athérome qui se trouve à ce niveau.

A l'ouverture de la coronaire postérieure, on voit qu'elle
est complètement intacte et souple.

Foie. — Un peu scléreux. Teinte violacée. Pas très volumineux. Sur la coupe, foie cardiaque.

Reins. — Scléreux, paraissent granuleux ; quelques points
jaunes (adénomes).

Rate. — Déchirée par les adhérences qui régnaient autour
d'elle. Glomérules de Malpighi un peu saillants.

. . . .

Examen Histologique (M. le Prof. Paviot).

1°) *Aorte.* — Elle présente des infiltrations très accentuées de petites cellules dans la tunique musculo-élastique. Ces petites cellules se présentent, soit en traînées parallèles s'envoyant des anastomoses, soit en étoiles, au sein même de cette tunique. Quand on s'avance vers l'andaorte, on voit parfois les petites cellules former de grandes nappes dont le centre se colore assez mal et présente de gros corps granulo-graisseux, sphériques, analogues aux corpuscules granulo-graisseux de Gluge. Il faut signaler aussi que ces nappes de petites cellules présentent souvent des globules rouges extravasés, disséminés entre les éléments ronds. D'ailleurs, les éléments de la tunique musculo-élastique sont très altérés ; une substance hyaline abondante est interposée aux cellules musculaires. Ces dernières sont écrasées, amincies, souvent granuleuses entre ces bandes hyalines. L'endaorte est elle-même épaissie, transformée en une nappe hyaline, c'est dire que sa constitution normale n'est même plus reconnaissable en ce point.

2°) *Base du poumon droit.* — Sur les coupes de ce fragment, outre l'épaississement et la vascularisation de la plèvre, on note sur le poumon une vascularisation intense.

Les cloisons alvéolaires ne semblent marquées que par un trait rouge, mais toutes les bronchioles, dans ce fragment qui est très superficiel, ont pris un développement qui les rend visibles même à l'œil nu sur la coupe.

La vascularisation est intense au niveau de leur paroi et on trouve en un point ou deux de leur circonférence des nodules d'hyperplasie musculaire qui épaississent leur paroi.

3°) *Base du poumon gauche.* — La sclérose des espaces périlobulaires avec surcharge anthracosique est intense. La plèvre envoie aussi dans la profondeur des festons scléreux, épais. Un état de pneumonie fibroïde règne partout, ayant fait disparaître devant lui le réseau des parois alvéolaires. Çà et là, cependant, des bandes d'alvéoles non comblées se retrouvent, mais leur paroi est épaissie et constituée par des cellules fusiformes, trapues ou des cellules gonflées et saillantes sur la lumière. C'est au voisinage de la pneumonie fibroïde que l'on peut retrouver assez aisément des cavités quelquefois très longues, à revêtement cubique, c'est-à-dire des *néoformations alvéolaires*. Le fragment étant très superficiel, on ne retrouve que des bronches de petit calibre dont on ne peut histologiquement affirmer la dilatation, mais celle-ci est rendue très probable par la vascularisation qui règne autour, par l'hyperplasie de leur tunique musculaire lisse. Il est, d'ailleurs, à remarquer que, sur toute la coupe, il y a une dilatation intense de tous les vaisseaux, que même au sein de la pneumonie fibroïde, on distingue des capillaires de tout petit calibre dont la lumière n'admet qu'une ligne unique de globules rouges.

OBSERVATION VI (inédite) (1)
(Due à l'obligeance de M. le Dr Devic)

B... Antoinette, âgée de 72 ans, concierge, entre à l'Hôtel-Dieu, le 19 juillet 1907.

Diagnostic et résumé :

Néphrite chronique. Gros cœur. Bruit systolique probablement anorganique. Broncho-pneumonie terminale.

Elle entre à l'hôpital parce qu'elle est oppressée.

Antécédents héréditaires. — Père mort à 88 ans.

Mère morte à 42 ans d'affection inconnue.

Cinq frères et sœurs morts à des âges variés, sur lesquels la malade ne donne pas de renseignements.

Une sœur en bonne santé.

La malade s'est mariée deux fois ; son premier mari est mort à 31 ans de tuberculose pulmonaire. Elle s'est remariée à 27 ans.

Son deuxième mari est mort brusquement d'un ictus.

Elle n'a jamais eu d'enfants.

____

(1) No 916 de la collect. du Dr Devic.

Réglée à 18 ans, ménopause à 53 ans. Pas de maladies antérieures.

Il y a quelques années, elle avait remarqué qu'elle était oppressée en montant les escaliers. C'est depuis 5 ou 6 mois que son état s'est aggravé, l'oppression a augmenté, les jambes étaient enflées le soir. Depuis deux mois, la malade dit qu'elle urine beaucoup moins qu'autrefois, ses urines sont plus rouges.

A son entrée, elle se plaint surtout d'être oppressée.

Elle raconte aussi que depuis plusieurs mois son bras gauche est engourdi avec sensation de picotements dans les doigts (le pouls est très peu senti à gauche).

La malade est très dyspnéique, 45 respirations à la minute. Elle tousse un peu et a une expectoration franchement purulente. Pas de Cheyne-Stockes.

Examen du cœur. — Pouls : 108. Pointe dans le 6ᵉ espace. Tachycardie. Bruits sourds à la pointe et au foyer pulmonaire ; au foyer aortique le 2ᵉ bruit est claquant.

Sur tout le bord droit du sternum, en particulier au niveau des 2ᵉ, 3ᵉ et 4ᵉ articulations sterno-costales, on entend un bruit de galop très net. Dilatation des jugulaires, sans pouls veineux.

Examen des poumons. — A gauche, en avant, sonorité exagérée sur toute la hauteur, respiration soufflante, quelques sibilances, pas de râles fins ; en arrière, quelques râles éclatants à la base.

A droite, respiration emphysémateuse en avant : nombreuses sibilances ; en arrière, matité et abolition des vibrations dans le tiers inférieur. A ce niveau, la respiration est encore perçue ; pas d'œgophonie.

Système nerveux. — Réflexes conservés. — Pupilles en myosis. Rien ailleurs.

Léger œdème prétibial. Pas d'œdème des membres supérieurs ni du bras gauche où les ongles sont un peu cyanosés.

Abdomen un peu ballonné, sans œdème de la paroi, ni

d'ascite. Cicatrices dans la région sus-pubienne dues à une.
application de sangsues.

Appareil digestif. — Légère constipation.

Le foie, douloureux à la percussion, dépasse les fausses-
côtes de deux travers de doigt.

20 juillet 1907. — Cœur. — On perçoit le bruit de galop
sur le bord gauche du sternum ; il disparaît quand on se
rapproche de la pointe.

Rien de particulier à la palpation.

A l'auscultation, à l'union du tiers moyen et du tiers inférieur du sternum on a un bruit musical, piaulant, assez fo
quand la malade suspend sa respiration. Au-dessus et au
dessous, on l'entend encore sur une étendue de 2 centimètres,
mais moins fort. En deçà et au-delà, il disparaît complètement. Dans la position assise, il augmente d'intensité, et alors
comme on entend bien les bruits normaux, on peut se rendre
compte qu'il est plutôt protosystolique que systolique.
D'autre part, entre l'appendice xyphoïde et la pointe, on a un
rythme de galop net.

Ponction exploratrice négative à la base droite.

Recherche du bacille de Koch négative dans les crachats.

Décédée le 22 juillet 1907.

Autopsie, le 23 juillet 1907
Cœur = 350. gr.
Poumon gauche = 620.gr.
Poumon droit = 1000. gr.
Rate = 170. gr.

Foie = 1.155. gr.
Rein droit = 60. gr.
Rein gauche = 115. gr.

Pas de liquide dans le péritoine.
Symphyse presque totale à gauche.

A droite, symphyse des deux tiers inférieurs avec cloison-
nement lâche au-dessous.

La pointe du cœur répond au bord supérieur de la 7e côte.

Poumon gauche. — Cicatrice déprimée et bien étendue du
sommet avec plaque caoutchoutée pénétrant un peu dans la
profondeur du parenchyme.

Tout le lobe supérieur est très œdématié ; dans le lobe supérieur, il y a des nodules de broncho-pneumonie, non suppurés, mais diffus.

Poumon droit. — Cicatrice ancienne du sommet ; en divers points, sclérose anthracosique diffuse. Le lobe inférieur, dans sa presque totalité, est un îlot d'hépatisation. Cette hépatisation offre une certaine résistance ; en aucun point, le parenchyme n'est ramolli, néanmoins, il s'agit d'une hépatisation grise avec îlots noirâtres disséminés d'anthracose.

Rien ne rappelle un processus tuberculeux. Tout près de la base, vers la partie moyenne, on a plusieurs *dilatations bronchiques*, sur un espace restreint, avec muqueuse mince et très lisse.

Les ganglions intertrachéo-bronchiques étaient très volumineux, anthracosiques et un peu caséeux.

L'aorte présente, dans sa portion ascendante et au niveau de la crosse, un *anévrysme assez volumineux* (du volume d'un poing). L'ectasie est surtout apparente sur la face antérieure.

L'aorte thoracique et abdominale présente des lésions mixtes d'athérome et de *syphilis*. L'athérome se caractérise par des plaques à différents stades, surtout des plaques calcaires et quelques ulcères. Mais l'aortite spécifique domine et les orifices des intercostales ne se voient pas par endroits.

Une fois l'aorte ouverte, on voit que l'ectasie finit juste immédiatement après la naissance de gros vaisseaux où il y a une ébauche de collet. De même, elle naît immédiatement au-dessus des coronaires.

Le bourrelet, au niveau de la naissance des gros vaisseaux, est très net et les trois troncs, à leur origine, sont extrêmement augmentés de volume. Le tronc brachio-céphalique a le calibre d'une aorte abdominale. En un point de la face postérieure de la crosse, tout près du bord inférieur, on trouve une petite formation anévrysmale secondaire du volume d'une noisette. On en trouve une troisième au sommet de la crosse, en avant de la carotide primitive.

Cœur. — Volume moyen, un peu gras. Trou de Botal bouché.

Un peu d'hypertrophie du ventricule droit. Rien à l'orifice central ; un peu d'insuffisance aortique à l'épreuve de l'eau.

Petites taches insignifiantes d'athérome sur la face ventriculaire de la grande valve de la mitrale, mais les sigmoïdes présentent des altérations considérables.

Entre la valve postérieure et l'antéro externe, la commissure est remplacée par une surface plane de cinq à six millimètres ; en outre, le bord libre des trois valvules, de chaque côté des nodules d'Arantius, présentent une déformation et un épaississement considérables. Au niveau des points d'affrontements, petites végétations récentes. Tout près du bord libre des deux valves externes, il y a une petite perforation qui permettrait l'introduction d'une sonde cannelée.

L'ébauche du collet inférieur de l'anévrysme est à peine marquée au-dessus de la valve postérieure, à peu près absente au-dessus de l'antéro-interne, mais très nette au-dessus de l'antéro-externe. Là, il y a un véritable promontoire qui surplombe la cavité du nid de pigeon.

Foie, petit, mou ; périhépatite récente ; vésicule pleine de bile sans calculs.

Rien à l'œsophage, à l'estomac ni à l'intestin.

Au duodénum, un peu au-dessus de l'ampoule de Vater, ulcération en voie de cicatrisation, ovalaire, à grand axe longitudinal dont les bords sont mous, paraissent formés par une muqueuse saine et dont le fond, très lisse, est formé par la musculeuse.

Rate : sclérosée ; un peu de périsplénite. Petits noyaux fibreux de la capsule, plongeant un peu dans le parenchyme.

Reins. — Ils présentent une sclérose égale et des plus intenses. La différence du poids des deux organes ne peut pas s'expliquer par une hydronéphrose.

Utérus. — Nombreux myomes interstitiels.

Rien au larynx, ni au corps thyroïde.

L'examen histologique est confirmatif.

En résumé : A droite, à la base *plusieurs dilatations bronchiques* assez volomineuses.

Anévrysme du volume du poing, sur la portion ascendante dela crosse de l'aorte, faisant sallie surtout sur la face antérieure. Deux autres petits anévrysmes plus loin sur l'aorte ; lésions *mixtes spécifiques.*

OBSERVATION VII

(Desplats : *Union Médicale*, 1879, p. 309.)

V..., Auguste, 46 ans, entre le 24 octobre 1878, à l'hôpital Sainte-Eugénie (Lille).

Depuis deux ans, il est oppressé, surtout pendant l'hiver, et a dû pour cela, séjourner à plusieurs reprises à l'hôpital.

Au moment de l'entrée, il crache et tousse depuis quinze jours et accuse une grande dyspnée.

Examen des poumons : *à gauche,* sonorité normale, diminution ou murmure vésiculaire, expiration prolongée, quelques râles sibilants et muqueux. A *droite,* respiration supplémentaire.

Crachats abondants, muqueux et aérés. Douleur rétro-sternale, augmentant même par une légère pression. Dypsnée intense, s'exacerbant surtout la nuit ; abattement.

La pointe du cœur bat fortement dans le cinquième espace interscotal, en dehors de la ligne mamelonnaire.

A chaque systole, soulèvement de la paroi précordiale.

Double bruit de souffle à la base, celui du second temps est très intense. Pouls de Corrigan. Pas d'œdème ; pas d'albumine dans les urines.

Le diagnostic porté est : insuffisance et rétrécissement aortique chez un emphysémateux ; bronchite.

Le 26 janvier, le malade meurt subitement d'une hémoptysie foudroyante.

Quelques jours auparavant, son état s'était aggravé et on constatait chez lui tous les signes cliniques d'une pleurésie gauche avec épanchement.

AUTOPSIE. — La bouche, l'arrière-bouche, la trachée et l'estomac sont remplis par une notable quantité de sang. Le cœur a son volume normal ; à sa surface existent quelques plaques laiteuses.

Les valvules mitrale et tricuspide sont intactes et suffisantes.

L'aorte est bosselée, fortement dilatée au niveau de sa portion ascendante et horizontale. Sur la partie concave de la courbure existe une dilatation du volume d'une noix exactement, appliquée contre la bronche gauche, qu'elle comprime. A la jonction de la portion horizontale avec la portion descendante, l'aorte adhère à la colonne vertébrale : elle est reçue dans une surface concave, en avant et à gauche, creusée aux dépens des corps des quatrième et cinquième vertèbres dorsales. L'aorte, qui a perdu toute élasticité et toute souplesse, est amincie à ce niveau. Sa surface interne est recouverte de plaques athéromateuses, dont les unes, ulcérées, avaient subi la régression graisseuse, les autres la transformation calaire. L'orifice aortique est manifestement insuffisant.

Dans le fond de la poche anévrysmale, on découvre une dépression à travers laquelle pénètre facilement une sonde cannelée : c'est là que s'est rompu l'anévrysme.

Le poumon droit est congestionné à la base, un peu emphysémateux.

Le poumon gauche adhère à la paroi thoracique.

A la coupe, on trouve un grand nombre de cavités plus ou moins vastes encombrées d'une matière purulente qui occupe surtout la partie déclive de l'organe : au sommet il n'y en a pas.

Ces excavations, prises d'abord pour des cavernes tuberculeuses, montrent qu'elles communiquent largement avec les bronches, que leurs parois sont unies, qu'en aucun point il n'y a d'anfractuosités résultant d'une destruction partielle du tissu pulmonaire.

Une observation plus attentive fait découvrir que la paroi est formée par la muqueuse bronchique.

Ce ne sont pas des cavernes, comme on aurait d'abord pu le croire, mais *des dilatations bronchiques*.

Sur tous les points du poumon gauche, particulièrement au voisinage des bronches dilatées, le tissu fibreux est épaissi. Il y a donc, en même temps que des dilatations bronchiques, de la sclérose pulmonaire.

Nous avons signalé cette observation au cours de l'historique et nous avons vu que Desplats rapporte la bronchectasie à la rétention, par compression mécanique des sécrétions muco-purulentes des bronches enflammées et ainsi dilatées.

Dans cette observation, il faut noter que l'on ne trouve pas de tuberculose.

Il paraît difficile, actuellement, d'après ce que nous savons de l'anévrysme de l'aorte, de faire de ces lésions bronchiques le simple résultat d'un processus mécanique et l'on ne peut s'empêcher, en présence d'un cas semblable, de songer à la syphilis, cause commune des deux lésions.

Nous venons de citer sept observations où les dilatations bronchiques ont été trouvées associées à des lésions de l'aortite syphilitique et d'anévrysme de l'aorte. La spécificité vénérienne se trouvant à l'origine des altérations de ce vaisseau, on peut, semble-t-il, mettre en cause la syphilis dans la pathogénie des lésions pulmonaires coexistantes. Cependant

dans ses recherches bibliographiques, Vialle (1) rap·
porte que les accidents pulmonaires concomittants
ont été rarement attribués à la syphilis.

B. — Bronchectasies et foie ficelé

Il est inutile, semble-t-il, d'insister sur la nature
syphilitique du foie « ficelé ». Dès 1864, Lance·
reaux (2), en donne une description complète avec
figures dans les observations qu'il publie à propos
des manifestations de la syphilis sur les viscères.
Dans nos observations, nous avons trouvé deux va-
riétés d'hépato-syphilose tertiaire, associées aux dila·
tations bronchiques ; nous avons vu tantôt une
« cirrhose » d'aspect particulier, labourant le parenchyme hépatique et « ficelant », en quelque sorte,
l'organe, tantôt l'association de gommes à cette
sclérose. On sait, d'ailleurs, que ce ficelage est dû
au développement exagéré du stroma fibreux qui
amène le retrait de l'organe et que les cicatrices
profondes que l'on trouve à sa surface sont dues à
la cicatrice de petites gommes ou à la rétraction du
tissu conjonctif anormal (3).

---

(1) VIALLE. Thèse de Lyon. — Sur les manifestations
pleurales des anévrysmes de l'aorte.

(2) LANCEREAUX. — *Gazette hebdomadaire* (Juillet, août,
septembre 1864, p. 548, 585, 597, 645).

(3) Consulter la thèse de Caire. Lyon 1901. *Syphilis ter·
tiaire scléro-gommeuse du foie.*

OBSERVATION VIII (inédite)

(Due à l'obligeance de M. le Docteur Bret)

D..., Benoîte, âgée de 44 ans, frangeuse, fait à l'hôpital de la Croix-Rousse deux séjours.

1er séjour. — 19 janvier 1909.

Diagnostic : Néoplasme secondaire du foie.

Elle entre parce qu'elle a de l'œdème des jambes et du gonflement de l'abdomen.

Antécédents héréditaires. — Père mort à 62 ans d'une maladie de cœur. Mère morte à 61 ans, d'affection indéterminée. Une sœur bien portante.

Antécédents personnels. — Réglée à 15 ans. Ménopause à 40 ans.

Mariée à 25 ans. Son mari est mort tuberculeux à 32 ans. Elle a eu trois enfants ; le premier seul est vivant ; le second, venu au monde à sept mois, était probablement macéré ; le troisième est mort quelques heures après sa naissance.

Etat actuel. — La malade prétend que son ventre est gros depuis sa dernière couche datant de 13 ans. L'enflure des jambes apparut, il y a trois ans, intermittente au début, actuellement persistante. Depuis trois jours il existe égale, ment de l'œdème de la face dorsale de l'avant-bras et de la main du côté droit.

A l'examen. — Œdème des chevilles, mou, plus marqué à droite avec taches purpuriques rouges. Œdème mou, chaud au niveau de la main et de l'avant-bras droits, sans rougeur.

L'abdomen est très volumineux, en obusier, avec ombilic déplissé. Circulation veineuse très développée. A la percussion, zones de matité irrégulièrement disséminées.

Pas de sensation de flot. En somme aucun signe d'ascite.

Lorsqu'on fait l'exploration manuelle de la région abdominale, on est immédiatement frappé de la présence de tumeurs dures (non ombiliquées), bosselées, à volume inégal, mais ayant en moyenne les dimensions d'une grosse noix. Ces tumeurs sont sans doute développées aux dépens du parenchyme hépatique et font penser, à première vue, aux noyaux de carcinose secondaire. Leur répartition, leur dissémination tant au niveau de l'hypocondre droit qu'à l'épigastre, donne l'impression d'un foie énorme.

Appareil respiratoire. — Quelques râles muqueux inspiratoires, moelleux à la base gauche.

Rien au *cœur*.

Exagération considérable des réflexes rotuliens.

Urine : ni sucre, ni albumine.

Elle sort, sur sa demande, le 5 août 1909 ; son état est stationnaire et l'œdème des jambes n'a pas disparu.

2ᵉ séjour : 6 novembre 1909.

Diagnostic : Ascite; œdème des membres inférieurs. Grosse rate. Circulation abdominale complémentaire.

La malade rentre pour une augmentation très marquée de son ascite et de ses œdèmes.

Depuis son départ (5 août 1909) elle a pu travailler assise une dizaine d'heures par jour, malgré son œdème. Elle n'avait, jusqu'à ces derniers temps, ressenti aucun trouble, sauf un peu de diarrhée et de la polyurie. Depuis 10 jours cette sécrétion urinaire a notablement diminué et ses urines se sont foncées, tandis que l'ascite et l'œdème se sont notablement accentués. La malade commence à tousser et à cracher, surtout la nuit.

A l'examen, la malade, quoique amaigrie, n'est pas cachectique.

Elle paraît peu incommodée par son ascite volumineuse.

L'abdomen est en obusier, très gros. Il existe une circulation veineuse complémentaire très intense sans être péri-ombilicale.

L'ombilic est effacé ; çà et là quelques taches purpuriques.

La palpation, à peu près indolore, montre une tension

considérable et un flot très net. Dans l'ensemble, la percussion révèle de la matité dans les flancs, de la sonorité dans les portions supérieures, qui se déplacent avec les changements de position de la malade.

L'abondance de l'ascite ne permet pas l'exploration des organes intra-abdominaux (pôle inférieur de la rate, foie).

La matité du foie commence à la ligne mamelonnaire dans le 6ᵉ espace ; celle de la rate est augmentée.

Aux membres inférieurs, œdème considérable montant jusqu'à la racine de la cuisse, avec taches purpuriques.

Appareil pulmonaire. — Râles inspiratoires à la base gauche.

Appareil circulatoire. — Pointe dans le 5ᵉ espace. Rien aux orifices. Au niveau des régions carotidienne et sus-claviculaire, battements artériels très nets.

Tube digestif. — Un peu de diarrhée intermittente.

Rien dans les urines.

Le *9 novembre 1909*, la malade souffrant de sa tension abdominale, on pratique une ponction qui donne issue à 9 litres environ d'un liquide séro-fibrineux.

12 novembre 1909. — Sur la ligne mamelonnaire droite, le bord inférieur du foie forme un relief saillant, à 11 centimètres du rebord costal. Par le ballottement, on sent sur la face supérieure du foie des nodules durs, mamelonnés, peu volumineux, comparables aux saillies d'un foie clouté. On est surpris de ne plus trouver les saillies hémisphériques, plus grosses que des noix, que l'on sentait précédemment.

A gauche, on peut délimiter la saillie de la rate qui plonge dans l'abdomen sur 3 travers de doigt. Sous elle se sent une saillie mobile, arrondie, indépendante, qui pourrait appartenir à l'épiploon.

14 novembre 1909. — On réinterroge la malade sans trouver d'éthylisme accentué dans ses antécédents.

Au cœur, à la pointe, petit souffle méso-systolique.

9 décembre. — Nouvelle ponction : 16 litres d'un liquide citrin.

La malade a maigri et s'est émaciée, bien que l'appétit soit conservé.

Le bord inférieur du foie est à 15 centimètres au-dessous du rebord costal. On sent sûrement de grosses masses cloutées qui donnent un foie en relief, irrégulier, dur, peu douloureux cependant.

30 janvier 1910. — Nouvelle ponction : 17 litres d'un liquide trouble.

La malade accuse une sensation de forte tension abdominale. Sensation de prurit. La ponction faite, on sent mieux les masses précitées ; leur consistance ligneuse semble avoir augmenté; notamment le foie donne par place l'impression d'une masse ossifiée irrégulièrement.

La malade meurt cachectique, le 9 février 1910.

AUTOPSIE, le 10 février 1910.

Cœur = 320 gr.   Foie = 2.050. gr.
Poumon gauche = 510 gr.   Rein droit = 340. gr.
      —   droit = 760 gr. Rein gauche = 310. gr.
Rate = 1.250. gr.

Plus de 10 litres d'ascite à l'ouverture de la cavité abdominale. Les anses grêles présentent une fine vascularisation, en même temps que des dépôts séro-fibrineux.

Mésentère épaissi et recouvert de dépôts fibrineux, granuleux, en voie d'organisation. Le grand épiploon est rétracté, très injecté.

Dépôts fibrineux abondants sur le péritoine pariétal, surtout au niveau du petit bassin.

Pas de liquide dans les plèvres, adhérences celluleuses bi-latérales.

Foie. — Il se présente sous la forme d'un ensemble de lobules saillants de grosseur variable, fortement étranglés. Sur sa face supérieure, on distingue une masse saillante, isolée, de la grosseur d'une orange, parcourue par quelques sillons. Çà et là, de gros lobules, de configuration très irrégulière, mais toujours étranglés et circonscrits par un sillon très profond, ayant la grosseur d'une grosse amygdale. Plus près du lobe antérieur, à côté de nodules gros comme des noisettes, se détachent des granulations plus fines, en têtes de clous.

A la face inférieure, la saillie de ces différents éléments est encore plus appréciable. C'est un foie lobé, clouté et granuleux. Tous ces reliefs offrent pour la plupart une coloration jaune brune et une vascularisation notable. Sur les coupes, c'est un tissu squirrheux, lardacé, blanc, sur lequel se détachent des portions très vascularisées, des granulations jaunes ocre et aussi des points caséiformes jaunâtres d'aspect néoplasique.

Du reste, à la surface du foie, à côté de granulations franchement cirrhotiques, on voit saillir des nodules blanchâtres qui ont l'aspect et la consistance du mastic et dont le tissu se désagrége par le raclage. En certains points, au voisinage de ces nodules, se rencontrent des cavités remplies d'une bile concrétée.

Poumons. — Infiltration œdémateuse du lobe supérieur du poumon droit; atélectasie à la base, petit nodule crétacé dans le parenchyme pulmonaire, au niveau d'une *dilatation bronchique.* Emphysème du poumon gauche, avec un peu d'œdème au lobe inférieur.

A l'œsophage, injection du réseau veineux superficiel de sa partie terminale.

Estomac, sans ulcérations; atrophie et sclérose de la muqueuse qui présente un état mamelonné. Hypertrophie de l'anneau pylorique. Sur la petite courbure de l'estomac, ganglions volumineux, vascularisés, gros comme des amandes.

Intestin. — Un peu d'hypertrophie de la tunique musculaire. Pas d'ulcérations.

Pancréas. — État lardacé assez marqué de ses enveloppes conjonctives, en même temps qu'un certain degré de sclérose périlobulaire. Le grain pancréatique est très visible. Pas d'étranglement par pancréatite des éléments du pedicule biliaire. Le cholédoque est perméable.

Rate. — Quelques noyaux d'infarctus au voisinage desquels se détache un petit noyau blanc, superficiel. La pulpe splénique est ferme, fibroïde.

Reins. — Énormes, congestionnés. Capsule lisse, substance corticale non diminuée de volume.

Cœur. — Dépoli de l'endocarde pariétal du ventricule gauche. Cyanose du myocarde sans plaque fibreuse apparente. Les espaces périfasciculaires sont élargis, béants.

Plaques d'aortites, saillantes et gaufrées (chondroïdes) sur la crosse et l'aorte ascendante. Lésions d'athérome nulles sur le reste de l'aorte.

Examen histologique (M. le prof. Paviot).

a) *Bloc fibro-anthracosique du sommet gauche*. — Dans une sclérose qui n'a rien de spécifique, et assez surchargée d'anthracose, on voit çà et là des masses vitreuses sans cellules géantes, masses sphériques, craquelées. Dans les parties où la sclérose est le moins dense, des capillaires géants et gorgés de sang se rencontrent, et aussi par places des territoires où le réseau alvéolaire est vaguement esquissé; et là presque tous les alvéoles ont un revêtement cubique, le plus souvent partiellement en place, partiellement aussi soulevé en lambeau qui se détache : bref des *néoformations alvéolaires* aussi typiques que possible. Çà et là, dans les points les moins scléreux et les plus vascularisés on voit des nappes de petites cellules sans caractères et dans tout cela on reconnaît aisément des formations telles qu'on les rencontre dans des coques scléreuses de poumons avec dilatations.

b) *Aorte*. — Présente nettement des infiltrations de cellules rondes dans l'adventice; une endaorte épaissie et sans athérome, mais une tunique moyenne au sein de laquelle se montrent çà et là des capillaires dilatés très visibles; autour d'eux un essaimage discret de petites cellules.

c) *Foie*. — Il a été prélevé: 1° une « gomme crue »: 2° une saillie « adénome ou gomme »; 3° un « adénome avec asphyxie biliaire ou gomme »; dans ces trois prélèvements, le microscope a montré qu'il s'agissait de gommes indéniables dont la description serait ici superflue.

On a constaté sur deux autres fragments, l'un d'aspect sain, l'autre avec hémorragie interstitielle, que le foie présentait des altérations profondes d'hépatite diffuse, sur l'un assez scléreuse, sur les autres plus ou moins riche en petites cellules rondes.

La description des altérations macroscopiques présentées par le foie, à l'autopsie, est celle du foie ficelé

On s'est trouvé en présence d'une hépatosyphilose mixte, scléro-gommeuse, mais où le processus scléreux l'a de beaucoup emporté.

OBSERVATION IX

(In *Arch. de Médecine expérim. et d'Anatom. pathol.*, 1905, MM. GADE et JAMBON)

F..., 34 ans, cordonnier, entre à la clinique de M. le Professeur Bondet, le 25 février 1905. Il arrive moribond et nous ne le voyons que quelques instants avant sa mort.

Nous avons devant les yeux un homme très pâle, très amaigri. Il a été l'objet d'une amputation de la jambe droite au tiers supérieur et porte un pansement autour de la jambe gauche. Sous ce pansement nous trouvons un tibia épaissi avec un tégument aminci et même ulcéré sur une petite étendue.

Ce malade est, en outre, porteur de cicatrices multiples, blanches et irrégulières, particulièrement dans les régions ganglionnaires : pli inguinal, partie latérale du cou.

La respiration est accélérée, bruyante, stertoreuse, ce qui empêche la perception des bruits du cœur.

Sous la clavicule droite, nous trouvons de la matité et à

l'auscultation de gros râles humides. Il est impossible en raison de l'état du malade, de pousser plus avant l'examen clinique.

Autopsie le 26 février.

Le *poumon droit*, plus petit que le poumon gauche, est cependant plus lourd que lui (poumon droit = 500 gr. poumon gauche = 400 gr.). Il présente à sa partie antéro-supérieure une poche à contenu purulent. Cette poche qui a le volume d'un œuf de poule, est difficile à identifier de par le simple examen macroscopique; nous verrons plus loin que le microscope permet d'affirmer qu'il s'agit là d'une bronche très dilatée.

A la surface de la plèvre viscérale, nous notons l'existence de quelques fausses membranes.

Autour du hile et surtout en avant de lui, nous trouvons une masse scléreuse dure. Celle-ci, sectionnée, laisse sourdre à sa surface, par la pression, quelques gouttes de pus, dans lequel l'examen bactériologique est impuissant à colorer les bacilles de Koch. Cette masse scléreuse, périhilaire, n'est pas formée aux dépens des ganglions pulmonaires, comme nous l'avions tout d'abord pensé. M. le professeur Tripier, qui a bien voulu examiner ces pièces, considère cette masse comme étant une portion du parenchyme pulmonaire très sclérosé et sillonné par des *bronches dilatées*. Le lobe moyen du poumon droit est presque entièrement transformé en un bloc compact, sauf cependant dans ses parties supérieure et postérieure qui crépitent encore. Cette portion hépatisée a une coloration blanchâtre à l'extérieur et sur la section.

Le *poumon gauche* est volumineux, très léger, emphysémateux. Il ne présente pas d'altération macroscopique notable.

Il n'y a, ni dans ce poumon, ni dans l'autre, aucune trace de lésions tuberculeuses.

Un peu de liquide dans la cavité péricardique; fausses membranes sur la surface du cœur.

Le *cœur* n'est pas augmenté de volume (poids : 250 grammes).

L'aorte est complètement saine.

Les *deux reins* pèsent ensemble 250 grammes. Ils sont indurés, et ont une capsule épaissie ; la substance corticale est manifestement diminuée d'épaisseur.

La *rate* pèse 450 grammes et présente de la périsplénite banale.

Le *foie* (1.900 gr.) a une couleur normale, mais son aspect est très modifié. *Il est nettement ficelé.* A la coupe, sa consistance est augmentée et, sur la surface de section, on voit courir de grosses travées scléreuses. Légère périhépatite.

Examen histologique. — *a*). Au niveau de la zone présentant les caractères macroscopiques de l'hépatisation blanche, voici l'aspect observé :

Les alvéoles sont parfaitement dessinés et comme injectés, remplis par un exsudat cellulaire sans fibrine. Les cellules dont il s'agit sont en général petites, plus ou moins arrondies ; leur noyau est volumineux, bien coloré ; leur protoplasma est peu abondant. Entre ces éléments nous trouvons quelques cellules desquamées de l'épithélium respiratoire.

Les groupes d'alvéoles sont séparés par des bandes fibreuses plus ou moins épaisses, riches en cellules jeunes. Dans ces tractus fibreux on trouve d'assez nombreux vaisseaux perméables. Les bronches y apparaissent parfois dilatées, avec leur paroi infiltrée par des éléments inflammatoires, leur épithélium desquamé par larges lambeaux et leur lumière à moitié remplie par des détritus granuleux.

b). Dans le fragment prélevé sur la zone d'hépatisation blanche, on retrouve encore des alvéoles contenant l'exsudat cellulaire déjà décrit ; mais cet exsudat est moins abondant et beaucoup de cavités alvéolaires sont vides, dilatées, emphysémateuses..... Les travées interalvéolaires et interlobulaires sont épaissies et sont figurées par des tractus fibreux plus ou moins irrégulièrement disposés... Un certain nombre de bandes scléreuses, qui sillonnent ce poumon, sont riches en cellules inflammatoires. Elles offrent aussi parfois un semis de grains anthracosiques. .

Enfin, elles contiennent souvent un grand nombre de vaisseaux. La néoformation vasculaire devient même, en certains points, très abondante, et tout autour de ces vaisseaux pleins de globules rouges, on note des îlots de cellules inflammatoires.

Sur ces coupes, on trouve des *néo-cavités alvéolaires* rudimentaires avec leur bordure de cellules cubiques bien colorées. On trouve également des *dilatations bronchiques* portant sur des bronches de petit calibre.

c) Nous allons étudier la paroi de la grosse bronchectasie signalée dans le protocole d'autopsie, au niveau du sommet droit, bronchectasie dont l'interprétation macroscopique ne fut pas sans difficulté.

Sur une coupe, on voit nettement qu'il s'agit d'une paroi de dilatation bronchique ; la structure de la bronche se reconnaît sans peine, mais on remarque que sa musculature est hypertrophiée, que ses glandes hyperplasiées forment parfois une véritable nappe, tant elles sont rapprochées, que les nodules cartilagineux sont nombreux et paraissent inaltérés, que les vaisseaux enfin sont abondants et dilatés.

Tout autour de cette paroi bronchique, est disposé un tissu de sclérose très abondant, qui a étouffé les alvéoles, constituant le parenchyme pulmonaire à ce niveau. Dans cette guangue fibreuse, se dessinent des vaisseaux béants, très abondants, ainsi que d'autres cavités irrégulières, contournées, allongées et bordées par un épithélium cubique (*néoformations alvéolaires rudimentaires*). Celles-ci se voient nettement en différents points de la coupe et ne sont pas rares.

d) Quand on examine la masse indurée, occupant la région du hile pulmonaire et pouvant être considérée a priori comme des ganglions enflammés, on s'aperçoit qu'il s'agit d'un parenchyme pulmonaire, sillonné par des bandes épaisses de tissu fibreux, dans l'intervalle desquelles les alvéoles, presque oblitérés, présentent souvent un revêtement cubique.

Dans les tractus scléreux, apparaissent des bronches dilatées.

Le foie, avons-nous vu, a l'aspect typique du *foie ficelé*. Microscopiquement, il offre une dégénérescence amyloïde très étendue.

Rate, très scléreuse, contient quelques vaisseaux artériels à parois amyloïdes.

Les reins sont atteints de néphrite interstitielle accentuée.

La volumineuse cavité constatée au poumon droit simulait une caverne tuberculeuse ; c'était, en réalité, une dilatation bronchique du *type cavitaire* et sa présence vient appuyer l'opinion de Hiller, à savoir que ces prétendues cavernes rencontrées dans les affections syphilitiques du poumon, ne sont que des bronchectasies.

OBSERVATION X

(In Thèse Bourdieu).

G..., âgé de 41 ans, grand, robuste, né de parents bien portants, avait eu toujours lui-même bonne santé, quand, en 1866, il contracta un chancre suivi d'éruption généralisée ; il fut traité, pour cette affection, à l'hôpital du Midi, où il fit un séjour de deux ou trois mois ; il s'était bien porté depuis, jusqu'au mois de mars 1895, époque où il était presque aphone ; la toux était alors suivie d'une expectoration abondante, teintée de sang, mélangée au muco-pus. En même temps, il s'est mis à maigrir progressivement et a perdu ses forces.

Le 20 juillet, il entre à l'hôpital de la Pitié.

A l'examen : maigreur, atrophie des muscles, sécheresse

de la peau, Légère saillie osseuse, au niveau de l'extrémité
externe du sourcil droit. Le malade est aphone, il a de la
dyspnée ; la respiration est gênée, bruyante ; le bruit laryngé
de la respiration empêche d'apprécier, à l'auscultation, les
modifications qu'a pu subir le bruit respiratoire.

L'abdomen est légèrement météorisé ; les veines abdomi-
nales sont un peu dilatées, pas d'ascite.

Le malade est d'une très grande faiblesse générale, il a peu
de sommeil.

Les jours suivants la dilatation des veines sus-ombilicales
s'accentue davantage, ainsi que le météorisme. On constate
un t ès léger épanchement ascitique, la palpation du foie
fait reconnaître que son bord inférieur déborde les fausses
côtes de 2 à 3 travers de doigt au dessous du mamelon.

Le 4 août il survient des épistaxis; le météorisme augmente.
La tumeur de la région externe de l'orbite, que l'on avait
constatée le premier jour, a augmenté de volume et s'est
ramollie à son centre. Cette tumeur est évidemment une
exostose syphilitique.

Du 27 au 30 septembre amélioration relative de l'état
général.

Du 12 au 26 octobre, nouvelles hémoptysies.

Du 16 au 26 novembre, délire tranquille, coma, mort.

AUTOPSIE. — Exostose du tibia gauche avec épaississement
du périoste.

Bouche et pharynx, rien de particulier.

Larynx sain ; rétrécissement à sa partie inférieure consti-
tué par un épaississement de la muqueuse et du tissu cellulo-
fibreux sous-jacent.

Trachée : quelques érosions sur la muqueuse.

Bronches. — Pas de tubercules, *dilatations des bronches*
par places. Induration au sommet droit par la sclérose pulmonaire au milieu de laquelle les *bronches paraissent dilatées*
et obstruées par un liquide sanguinolent.

Foie. — Poids : 1 k. 950, adhérent au diaphragme par
des brides fibreuses, multiples.

Volume augmenté, *Surface inégale lobulée*, présente des bosselures de divers volumes, comme autant *d'îlots séparés les uns des autres par des parties déprimées en forme de sillons et de gouttières.* Des sections pratiquées au niveau des dépressions font voir des *bandes fibreuses* et de petits nodules jaunâtres, traces de gommes qui ont été résorbées et de nombreuses cicatrices étoilées.

Ce foie est tout semblable, par l'irrégularité de sa forme comme par sa couleur et son aspect général, au foie syphilitique figuré dans la planche I du Traité pratique et historique de la syphilis, de Lancereaux.

C'est le type du « foie ficelé ».

OBSERVATION XI

(*In* Thèse Bourdieu)

B..., Lucien, âgé de 58 ans, journalier, entre le 2 juin 1894, dans le service de M. Lancereaux, à l'Hôtel-Dieu.

Antécédents héréditaires. — Père mort à 73 ans, d'hémorragie cérébrale. Mère morte asthmatique à 54 ans.

A deux frères et une sœur en bonne santé.

Antécédents personnels. — Rougeole et coqueluche dans l'enfance. A 25 ans, chancre induré de la verge, suivi bientôt de roséole, de chute de cheveux et de plaques muqueuses de la gorge.

La mise en œuvre d'un traitement mercuriel et ioduré fait disparaître tous les phénomènes ; depuis il n'a jamais été fait de nouveau traitement. Pas de paludisme. Alcoolisme net.

Depuis 10 ans il tousse continuellement. Sur cette toux à évolution chronique viennent se greffer des paroxysmes qui surviennent sans cause occasionnelle, sans exposition à un refroidissement. Le malade a fréquemment des vomiques et rend, à certains moments 200 à 300 grammes de crachats purulents par vingt-quatre heures.

Etat actuel. — B... est un individu vigoureux, de haute taille, non amaigri. Ses extrémités inférieures présentent un léger œdème, qui disparait dès le lendemain, sous l'influence du régime lacté et du repos au lit. La toux est fréquente et l'expectoration est formée par une masse purulente, non fétide, assez abondante.

L'examen des poumons fait percevoir, outre la disparition ou la diminution des vibrations locales dans presque toute l'étendue de la poitrine, un certain degré de submatité et l'existence de râles sonores, humides dans toute l'étendue du thorax. Par places on perçoit de véritables gargouillements qui se perçoivent d'autant mieux aux bases qu'aux sommets. Pas de douleurs thoraciques, pas de retrait du du thorax. Le diagnostic porté est celui de dilatation bronchique.

L'examen des différents organes ne semble pas infirmer cette supposition. Le cœur est gros, hypertrophié, aux dépens du ventricule gauche; la pointe bat dans le sixième espace intercostal, sur la ligne du mamelon.

Le second son aortique est exagéré. L'aorte est dilatée et on perçoit facilement les battements de cette artère au niveau de la fourchette sternale; la sous-clavière droite est surélevée et est le siège d'un frémissement systolique intense.

Les artères radiales et temporales sont sinueuses, serpentines et dures.

La tension artérielle est manifestement augmentée (20). De tous les troubles que le malade ressent, celui qui l'a obligé à venir à l'hôpital est une dyspnée continue, qui devient considérable dès qu'il fait le moindre effort. Il a fréquemment des douleurs intercostales. Depuis des années il crache abondamment. Son expectoration est franchement purulente, se produit sous forme de vomique, le matin.

L'examen du thorax montre une atténuation très considérable des vibrations thoraciques, un léger degré de submatité; le murmure vésiculaire est diminué d'intensité dans toute l'étendue des poumons et remplacé par de gros râles ronflants, bulleux, caverneux par places, indiquant manifestement le conflit entre l'air et une masse liquide que cet air traverse (cavernules ou dilatations des bronches). En présence de ces phénomènes, et tenant compte des antécédents bronchitiques, on porte le diagnostic de dilatation des bronches.

Urines fortement albumineuses (4 grammes par litre). La recherche de l'état des autres organes ne révèle rien de particulier. Le foie, la rate ne paraissent pas altérés, et on ne trouve, ni sur la peau, ni sur les muqueuses, au niveau des os et des articulations, au niveau des testicules, trace d'une légion syphilitique ancienne ou récente.

Le malade succombe le 22 juin 1894.

Autopsie. — Cavité thoracique. — Le bord antérieur des deux poumons est nettement emphysémateux, non adhérent à la face postérieure du sternum.

Il existe une symphyse pleuro-costale diaphragmatique très résistante, et ce n'est qu'avec les plus grandes difficultés qu'on arrive à extraire intacts, les poumons de leur loge.

Pas de nodules gommeux, pas de dépression stellaire à la surface des poumons.

La coupe du parenchyme met en évidence une lésion généralisée à tout l'arbre bronchique intra-pulmonaire. Toutes les bronches sont dilatées d'une façon cylindrique. La paroi de chaque bronche est transformée en un tissu grisâtre, raide, résistant, qui occupe, non seulement toute l'étendue de la paroi, mais s'avance un peu dans le parenchyme pulmonaire voisin.

Les coupes transversales de ces ramifications bronchiques montrent que le tissu nouveau qui remplace la paroi normale n'a pas un aspect uniforme. Il contient dans son épaisseur de petites masses jaunâtres, arrondies, lenticulaires, qui sont des gommes miliaires.

Toutes les bronches renferment un liquide séro-purulent

non hémorragique. La face interne des bronches est, par
place, irrégulière, déprimée en diverticules, ou ulcérée.
On ne trouve plus en aucun point de muqueuse normale,
lisse, régulière

L'altération bronchique et bilatérale domine sur la partie
moyenne de l'appareil respiratoire, mais existe aussi dans
la partie supérieure et inférieure des poumons. Elle
semble commencer à l'entrée des grosses bronches dans
le parenchyme pulmonaire. On trouve, en effet, au niveau
du hile, qu'un gros manchon fibro-gommeux entoure la
bronche qui est ici plutôt diminuée de calibre dans une
étendue de 1 à 2 centimètres. Au delà de ce défilé commence immédiatement la dilatation généralisée des ramifications bronchiques. Les sommets pulmonaires ne renferment pas de tubercules.

Le larynx, la trachée et la portion initiale des grosses
bronches ne paraissent pas altérées. Il en est de même du
pharynx et de la langue qui ne présentent pas d'altération
syphilitique. Les ganglions du hile pulmonaire sont volumineux, non adhérents aux parties voisines ; aucun n'a subi
l'infiltration calcaire.

Le péricarde ne contient que quelques cuillers à soupe de
liquide citrin. Le cœur est volumineux, développé aux dépens
du ventricule gauche ; pas de dilatation des cavités droites ;
pas d'altération des appareils valvulaires. Légère induration
des sigmoïdes aortiques. La paroi du ventricule gauche
mesure deux centimètres dans sa partie moyenne ; pas de
foyer de sclérose. L'aorte est légèrement dilatée et présente
quelques plaques calcaires à sa face interne. La portion abdominale est normale.

Cavité abdominale. — Le foie est petit (970 gr.), il est
déformé et réalise le *type du foie ficelé*. Toute sa surface
est parsemée de cicatrices stellaires, dont les sillons sont
parfois si profonds qu'ils mettent en contact les deux faces
opposées du foie. Le lobe gauche est atrophié et n'est plus
représenté que par une languette sclérosée.

Le péritoine est épaissi au niveau du ligament supérieur. L'échancrure normale que présente le foie à l'attache de ce ligament est trois à quatre fois plus accusée que normalement : c'est une véritable encoche fibreuse. Dans l'intervalle des cicatrices, le parenchyme est légèrement granuleux, à granulations de volume inégal. La coupe montre que le tissu hépatique est traversé par de grandes bandes scléreuses, blanchâtres, fibreuses, irrégulières dans leurs parcours, envoyant des prolongements dans les lobules voisins.

Dans ces bandes, sèches à la coupe, on voit des dépôts noirâtres, dûs à l'oblitération des vaisseaux à la transformation du sang contenu dans leur intérieur. Les ganglions du hile hépatique sont volumineux, mais ne compriment aucun organe voisin.

..... Rate scléreuse. Reins altérés.....

Examen histologique. — La paroi des bronches a montré un épaississement énorme du tissu conjonctif péri-lobulaire et péri-acineux.

C'est un tissu adulte, formé de grosses travées, sans accumulation par places de cellules embryonnaires.

La paroi des alvéoles est épaissie, mais leur calibre n'est pas oblitéré par des masses épithéliales ; on ne voit que quelques cellules desquamées dont le noyau se colore bien. La paroi des bronches, par contre, ne laisse plus reconnaître aucun élément normal, fibres musculaires, fibres élastiques, glandes, cartilages ont disparu pour faire place à un tissu fibreux qui contient des amas considérables de cellules embryonnaires, dont le tissu se colore difficilement. Parfois on rencontre un débris de cartilage épaissi, dont les cellules ont proliféré et dont le tissu interstitiel a perdu sa transparence normale. L'épithéllum bronchique n'existe plus que par rares endroits ; il a perdu ses cils vibratiles. La muqueuse est transformée en un tissu embryonnaire parcouru par des vaisseaux dont la paroi est épaissie. Le tissu scléreux bronchique s'étend à la périphérie et gagne les alvéoles qu'il étouffe et déforme.

Lancereaux cite, dans la thèse de son élève Bourdieu, ces deux dernières observations La première
(Obs. X) montre la coïncidence de la syphilose du
foie et de celle du poumon (dilatations bronchiques).
Mauriac la cite dans son Traité pour montrer la
coïncidence des pneumo-syphiloses avec d'autres
syphiloses viscérales.

La seconde (Obs. XI), communiquée à l'Académie
de Médecine par Lancereaux, en 1877 est rapportée
par plusieurs auteurs.

On la trouve dans une clinique de Dieulafoy (1), à
propos d'une leçon sur la syphilis du poumon, puis
dans l'ouvrage de Mauriac (2) qui montre bien « la
coexistence dans les poumons de lésions scléreuses
et de lésions gommeuses, et la coïncidence d'autres
affections viscérales tertiaires graves », sans insister
sur les dilatations bronchiques.

Fournier (3) la relate également dans son Traité, et
attribue des lésions bronchiques à la syphilis, bien
que le malade l'ait niée : ... « Confirmant la nature
syphilitique des lésions, se présentent en outre, dans
cette même autopsie, un *foie ficelé* des plus nets,
accompagné d'un certain degré de dégénérescence
amyloïde, avec hypertrophie des ganglions du foie...
etc. »

---

(1) DIEULAFOY. — Clinique de l'Hôtel-Dieu 1897-1898. 18ᵉ
et 19ᵉ leçons.

(2) MAURIAC. — Syphilis tertiaire et syphilis héréditaire,
p. 646 et 660.

(3) FOURNIER. — Traité de la syphilis. Tome II, vol. II,
p. 709.

Bourdieu conclut de l'observation ci-contre que la syphilis a frappé primitivement l'appareil bronchique intra pulmonaire, détruit tout le système de résistance des tuyaux bronchiques, d'où la dilatation.

Mais il ajoute qu'il faut ajouter à l'influence de la syphilis, celle des agents vulgaires de la suppuration pour expliquer cette dilatation.

C. — Bronchectasies et Tabès.

La question de la syphilis et du tabès nous arrêtera un instant : nous considérons en effet dans notre travail cette affection comme étant d'origine incontestablement syphilitique. Nous n'avons pas la prétention de faire en quelques pages l'histoire étiologique du tabès, mais nous allons exposer les raisons pour lesquelles la notion de son origine spécifique peut être à notre sens considérée comme acquise.

Dans le *Bulletin Médical* du 4 décembre 1901, Fournier raconte en quelques mots les trois périodes de l'histoire de la syphilis et du tabès.

1º Une période d'incrédulité vers 1875, où il était seul adepte de la doctrine.

2º Une période d'enquête ou de contrôle où les opinions les plus contradictoires furent émises.

3º Une période actuelle où l'on est d'accord pour trouver entre les tabès et la syphilis une étroite connexion.

Les arguments les plus divers furent émis par les contradicteurs de la théorie de Fournier : en Allemagne (Virchow, 1878), en France (Milian, 1905). Nous ne passerons pas sous silence le Rapport présenté par M. le Professeur Pierret au Congrès de Médecine de Moscou en 1897 (Considérations synthétiques sur la Pathogénie du tabès) (1), qui ne considère pas la syphilis comme la cause unique de cette affection.

Nous nous rallierons à l'opinion de Fournier, en nous basant sur les travaux parus depuis 1901. Nous avons signalé, au début du chapitre I, la thèse de Guilly ; pour expliquer l'aortite au cours du tabès, il invoque à la suite de Bouveret (2) un processus commun pour les deux lésions : « Le lien pathogénique qui réunit l'ataxie à certaines cardiopathies est la syphilis ». Contre l'objection : la syphilis n'est pas la cause du tabès, il conclut après avoir fait l'étude étiologique de cette affection, que, « dans les conditions de l'observation journalière, le tabès est toujours d'origine syphilitique » (Marie).

Dorléans (3) croit que la coexistence d'accidents syphilitiques tertiaires avec le tabès constitue une preuve de plus en faveur de l'origine spécifique de cette maladie.

Il n'y a rien d'étonnant, ajoute-t-il, à ce que pendant longtemps on n'ait pas songé à rapprocher le tabès de la syphilis puisque beaucoup de tabétiques

---

(1) *Province Médicale* des 16, 23, 30 octobre, 6, 10, 20 novembre 1897.

(2) BOUVERET — *Lyon Médical* 25 octobre 1885.

(3) DORLÉANS. — Thèse de Paris 1906.

n'accusent pas dans leurs antécédents morbides d'accidents spécifiques.

Dubois, traite le même sujet, et attire surtout l'attention sur ce dernier point, car, d'après lui, si l'évolution, chez les tabétiques, d'accidents tertiaires est un
argument de la plus haute valeur en faveur de l'origine
syphilitique du tabès, la constatation des faits, avec
syphilis ignorée, est plus importante encore. Les
adversaires de Fournier ont revendiqué tous les cas de
tabès où les manifestations primaires ou secondaires
ont passé inaperçues, sans présence d'accidents tertiaires concomittants. L'extrème fréquence des syphilis ignorées permet de rattacher le tabès à la spécificité dans les cas où une étiologie banale a été invo-
quée.

Tout récemment enfin Massardier (1) explique par
la même raison pourquoi Fournier ne trouve qu'une
proportion de 93 o/o de syphilitiques avérés chez les
tabétiques.

Les 7 o/o qui restent sont des syphilitiques dont
les premiers accidents ont passé inaperçus et la réalité de ce fait, dit-il, est démontrée, par les cas d'accidents indiscutablement syphilitiques survenant au
cours du tabès chez des sujets n'ayant jamais constaté
jusque là de manifestations primaires ou secondaires.

En se basant tous trois sur la coexistence d'acci-
.dents syphilitiques tertiaires apparaissant au cours
du tabès, ces auteurs tirent la même conclusion

---

(1) Massardier. — Thèse de Lyon 1908.
(2). Dubois. — Thèse de Lyon 1906.

qui, du reste, est à rapprocher de celle à laquelle nous
voulons arriver à propos des dilatations bronchiques
associées à d'autres syphiloses vicérales.

OBSERVATION XII (inédite) (1)
(Due à l'obligeance du Dr Devic)

D..., Jean, âgé de 46 ans, journalier, a fait 4 séjours à
l'hôpital, en 1897-1900 et 1902, le dernier datant du 1er septembre 1904.

Diagnostic et résumé :

Syphilis il y a 12 ans. Alcoolisme. Névropathie ancienne.

Depuis 7 ans : Troubles de l'intelligence (misanthropie
perte de la mémoire). Sensation de faiblesse générale intense.

Crises gastriques simulant celles du tube remontant à
5 ans, d'une durée variable, sans hématémèse.

Quelques troubles sphinctériens. Troubles oculaires, inégalité pupillaire, paresse à l'accomodation, pas d'A. Robertson,
tremblement léger de la langue

Exagération des réflexes rotuliens.

Pas de troubles de la sensibilité, peu de zones hystéro-
gènes.

Antécédents héréditaires. — Père vivant et bien portant,
âgé de 73 ans. Mère vivante, âgée de 71 ans. 6 frères et
sœurs en bonne santé. Aucun d'eux n'est très nerveux.

Antécédents personnels. — Fièvre typhoïde à 19 ans.
Abcès chaud sous l'aisselle, ayant guéri sans complications.

Il y a 12 ans, accident primitif de la lèvre que le malade
dit avoir contracté en buvant après quelqu'un, et qui néces-
sita un séjour de 5 mois à l'Antiquaille.

Cette affection semble avoir exercé une action très pro-
fonde sur le moral du malade qui en a été très affecté; il

---

(1) N° 685 de la collection du Dr Devic.

rattache à cette maladie tous les symptômes qu'il a présentés depuis lors.

A deux reprises différentes, grippe légère qui dura une huitaine de jours.

Il y a 7 ans, le malade s'est aperçu qu'il ne pouvait plus se tenir baissé, ses jambes ne pouvant plus le soutenir; en même temps apparurent des troubles visuels, amblyopie, durant 2 ans environ; le symptôme prédominant fut une faiblesse générale telle qu'il lui était impossible de se tenir debout, et un état d'hyperexcitabilité nerveuse avec tendance à la misanthropie et à la mélancolie.

A ce moment-là, le malade suivait une hygiène déplorable, se couchant tard, buvant beaucoup surtout des liqueurs le matin à jeun, fumant énormément.

Un peu plus tard, espérant une amélioration, il renonce au tabac et à la boisson, après s'être marié. Mais les symptômes s'aggravent et, 7 mois après son mariage, le malade commence à ressentir des troubles gastriques ayant débuté sous forme de pesanteur à l'épigastre après le repas, éructations, sans douleurs vraies, puis ayant évolué vers la vraie crise douloureuse, accompagnée de vomissements. Il fait pour cette raison un 1er séjour à l'hôpital, qui remonte à 3 ans.

Il y rentre de nouveau 3 mois après en être sorti, avec les mêmes symptômes. Depuis cette époque il a fait, à différentes reprises, 4 séjours plus ou moins prolongés dans le service, avec des alternatives d'amélioration et d'aggravation; le principal symptôme restant les troubles gastriques, mais avec un certain nombre d'accidents moins accusés et plus intermittents.

Les troubles gastriques ont toujours présentés les mêmes caractères. Ce sont des crises extrêmement vives, n'apparaissant pas à heures fixes et ne semblant pas être liées à l'arrivée des aliments dans l'estomac; tantôt en effet l'ingestion des aliments les réveille, tantôt au contraire elle les fait disparaître.

Ces douleurs surviennent à toute heure du jour ou de la nuit, quelquefois une heure après le repas, d'autres fois 8 ou 10 heures, au milieu de la nuit. Tantôt elles sont annoncées par une sensation de sécheresse de la bouche, tantôt elles débutent subitement. Leur siège est variable : ce sont ou des brûlures, ou des douleurs en broche, ou des douleurs irradiées à tout l'abdomen et à la ceinture. Leur durée est également variable : tantôt continues, et peu intenses, tantôt périodiques avec exacerbations violentes. Elles persistent quelquefois pendant 24 heures et ont de plus une apparition à peu près régulière 10 jours chaque mois environ (jamais le malade n'a eu une accalmie aussi longue qu'actuellement). Ces douleurs ne s'accompagnent pas de vomissements spontanés, jamais d'hématémèse. Par contre, état général très marqué : sueurs, refroidissement aux extrémités, tendance à la syncope.

Dans l'intervalle des crises gastriques, le malade a un état général meilleur, l'appétit revient, la digestion se fait normalement, l'embonpoint reparaît jusqu'au moment de l'apparition d'une nouvelle crise.

A côté de ces symptômes capitaux, on a noté pendant les séjours antérieurs les signes suivants :

Du côté de l'intelligence : Perte de la mémoire, légère obnubilation intellectuelle, tendance au suicide, misanthropie, hyperexcitabilité.

Du côté des yeux : Inégalité pupillaire, pas de signe d'Argyll-Robertson, mais un peu de paresse pupillaire à la lumière et à l'accommodation.

Du côté des oreilles : Diminution de l'acuité auditive, bruit d'eau et de cloche, bourdonnements.

Du côté de la face : Céphalées à forme de migraine, léger tremblement des muscles de la face et de la langue, pas de paralysie.

Rien de particulier aux membres supérieurs, au thorax où la sensibilité est intacte.

Crises douloureuses rectales.

Quelques troubles vésicaux : mictions douloureuses, lentes, parfois impossibles.

Aux membres inférieurs : Exagération des réflexes rotuliens, sans phénomènes du pied ou du genou. Quelques douleurs fulgurantes.

Pas de Romberg. Rien de caractéristique dans la marche.

A l'heure actuelle, le malade revient, présentant les mêmes symptômes que pendant ses séjours antérieurs.

Améliorations passagères obtenues par les douches, l'iodure et le bromure de potassium, la strychnine.

Les crises gastriques reviennent toujours avec les mêmes caractères et la même intensité; l'examen de l'estomac n'apprend rien de précis.

A signaler comme nouveau symptôme l'apparition de quintes de toux, très violentes, survenant pendant les périodes de crises gastriques, déterminées par un chatouillement intense à la gorge, et s'accompagnant de dyspnée très vive, larmoiement, sueurs abondantes sans que rien aux poumons ne puisse expliquer ces phénomènes.

On traite le malade par le bromure de potassium et les douches. Les crises gastriques persistent.

On le traite alors par la belladone à l'intérieur, par la glace, le salicylate de méthyle à l'extérieur.

Séjour du 8 juin 1899. — Depuis sa sortie, qui date de deux ans, le malade souffre de l'estomac, éprouvant des douleurs identiques à celles décrites dans la première observation.

Il a, en outre, des accès subits d'oppression qui l'obligent à se lever et à chercher de l'air. Toux fréquente.

Examen du système nerveux. On ne signale que de l'hypoesthésie aux membres inférieurs; pas de troubles de la motilité. Les réflexes sont presque abolis surtout à droite. Inégalité pupillaire. Pas de signe d'Argyll-Robertson.

Séjour du 21 mai 1900. — Même état gastrique. Céphalée fréquente. Alternatives de rétention urinaire et de mictions involontaires.

Quelques douleurs fulgurantes dans les jambes.

Objectivement, l'estomac descend jusqu'à l'ombilic, léger clapotage, rien à l'abdomen, ni au foie.

Système nerveux. — Abolition des réflexes rotuliens, plantaires, pharyngien.

Aux yeux, léger nystagmus provoqué, sans autre signe.

Aux poumons, submatité dans la fosse sus-épineuse droite; à ce niveau, respiration saccadée. Pas de toux ni d'expectoration.

Examen laryngoscopique : parésie de la corde vocale droite.

Au mois d'août 1902, le malade fait deux séjours à l'Hôtel-Dieu.

25 juillet 1905. — Les phénomènes moteurs ne s'accentuent pas beaucoup : le malade dit cependant avoir plus de peine pour marcher. Les douleurs dans les jambes sont toujours très vives et rien ne les calme. Constipation très marquée.

6 avril 1906. — Le malade a tenté de se suicider avec un rasoir, de se couper les vaisseaux du cou, en raison des douleurs fulgurantes devenues intolérables.

On ne trouve qu'une plaie superficielle.

Décédé le 10 avril 1906.

AUTOPSIE le 11 avril 1906.

Poumon droit = 1.300 gr.	Rein droit = 200 gr.
Poumon gauche = 700 gr.	Rein gauche = 200 gr.
Cœur = 270 gr.	Rate = 270 gr.
Foie = 1.350 gr.	

A l'ouverture du cadavre, on ne trouve rien dans la plèvre; adhérences lâches aux deux sommets.

Cœur. — Rien aux valvules ni au myocarde.

Aorte. — Quelques plaques jaunes douteuses. — Rien aux coronaires.

Poumon droit. — Symphyse dans toute la hauteur à la partie postérieure. Dans la zone moyenne, grande cavité

anfractueuse à bords aplatis qui a une hauteur de 10 centimètres. Elle est remplie de masses caséeuses, grenues, friables, anthracosiques, parsemées de vaisseaux et dans lesquelles on connaît encore le tissu pulmonaire sphacélé. La
paroi de la cavité est irrégulière, granuleuse et le tissu, au
voisinage, est entouré de petits tubercules. — Dans le reste
du poumon, très nombreux foyers pneumoniques d'aspect
très rougeâtre. Le sommet même crépite, mais il y a des
araignées scléreuses, avec *une petite dilatation bronchique*,
grosse comme une lentille. Il y a, en outre, quelques petits
tubercules au milieu de cette sclérose.

Poumon gauche. — Engouement de la base, au sommet
bloc scléreux *avec plusieurs dilatations bronchiques* de ces
formes, l'une grosse comme une noisette, à parois bien
lisses, rosées; d'autres grosses comme des pois. Quelques
tubercules sont parsemés dans cette sclérose.

Rien à signaler au *foie* et aux *reins*.

Moëlle. — Pas de méningite apparente.

A la section, état gris d'aspect gélatineux de la partie
postérieure des cordons postérieurs.

L'examen histologique est confirmatif.

En résumé, on voit l'association d'une sclérose
manifeste des cordons postérieures de la moëlle avec
les lésions suivantes : dilatations bronchiques allongées, assez étendues (10 centimètres) remplies, de
tissu pulmonaire sphacélé sans odeur; bloc scléreux
avec dilatations bronchiques multiples à parois
lisses.

OBSERVATION XIII.

*Tabès — Arthropathies tabétiques — Dilatation
des bronches.*

(Soc. des Sc. Méd. de Lyon — Séance du 23 mai 1906)

MM. Collet et Ballivet, présentent des pièces

provenant d'une malade de l'hospice du Perron morte après avoir présenté pendant longtemps des manifestations multiples de tabès (ataxie extrême, arthropathie, crises laryngées). Ces pièces ont été étudiées au laboratoire d'Anatomie Pathologique.

La base du poumon gauche était augmentée de densité grise pas très dure, avec des travées scléreuses; sur le fond uniforme de la coupe se détachent *de nombreuses cavités, bien arrondies,* ou cavités linéaires contenant du pus ou une matière caséiforme. Pas de tubercules ni de caverne.

L'examen histologique montra des figures typiques de pneumonie syphilitique, avec état hyperplasique très marqué, *néoformations alvéolaires,* avec *épithélium cubique.* Les cavités étaient formées d'une paroi très infiltrée, revêtue d'épithélium et contenant un très grand nombre de néoformations rudimentaires.

CHAPITRE V

Anatomie pathologique

Ce chapitre aurait dû trouver sa place dans la première partie de ce travail. Il eût été naturel, en effet, d'étudier d'abord les arguments qui servirent les premiers à établir la théorie de l'origine syphilitique des dilatations bronchiques, c'est-à-dire les arguments basés sur l'anatomie pathologique. Cette étude n'est pas le sujet principal de notre thèse, mais elle est tout de même nécessaire. En la plaçant ici, nous pourrons nous permettre de l'écourter et d'insister particulièrement sur certains points que nous avons signalés au cours de nos observations ou des autres chapitres.

Parmi les dilatations bronchiques que nous étudions, il n'y a pas lieu de considérer celles qui sont constatées chez les enfants à la suite de violentes quintes de toux; elles peuvent être dues, comme nous l'avons vu (1), à des phénomènes purement

- (1) Voir chapitre III.

mécaniques. Dans ces conditions, les altérations présentées à l'autopsie sont les suivantes : ectasie uniforme, cylindrique, depuis le hile des bronches jusqu'à leurs plus fines ramifications.

Nous envisageons les dilatations *ampullaires*, que l'on trouve soit généralisées, soit à l'état de grosses cavités contenues dans un lobe du poumon — type bronchectasique proprement dit, type cavitaire (Bériel).

Dans le premier cas, tout un lobe des deux poumons est atteint ; ces dilatations du volume d'un pois ou d'une noisette, peuvent être très nombreuses. Le parenchyme pulmonaire, situé dans leur voisinage, est habituellement sclérosé et peut présenter un certain état de pneumonie fibroïde. Les dilatations sont arrondies ou ovalaires, à parois lisses ; nous les avons trouvées sous cette forme dans la plupart de nos observations.

Dans le second cas, on observe dans un lobe pulmonaire (le supérieur, assez souvent) une cavité dont le volume peut atteindre celui d'un œuf de poule, à parois également lisses, et contenant un liquide plus ou moins consistant. Il peut exister également tout autour de la sclérose du parenchyme pulmonaire. Cette grosse cavité est associée fréquemment à d'autres petites dilatations bronchiques situées sur une autre partie du poumon. On peut la confondre facilement avec une caverne tuberculeuse; c'est le cas de celles que l'on a trouvées dans les observations II et IX. En réalité, il est assez difficile, dans certaines circonstances, d'en faire le diagnostic à l'œil nu, et on ne peut être affirmatif qu'après examen histologique.

Cet examen montre habituellement les lésions suivantes : La paroi de la bronchectasie est revêtue, le plus souvent sur sa concavité, d'un épithélium cubique, plus ou moins apparent. Dans la paroi même, qui est sclérosée, on trouve des vaisseaux très nombreux, dilatés, avec une hyperplasie énorme de leurs parties musculaires. Quand on examine les parois des bronches qui communique avec ces cavités, on voit une hypertrophie manifeste des faisceaux musculaires lisses. Le parenchyme pulmonaire avoisinant est également vascularisé, plus ou moins sclérosé ; les alvéoles ont leurs parois épaissies ; ils peuvent être étouffés par un tissu scléreux et contenir des cellules épithéliales cubiques.

Entre le parenchyme pulmonaire sclérosé et la paroi bronchectasique, se trouve un tissu fibrillaire, sillonné de nombreux vaisseaux, contenant un grand nombre de petites cellules. C'est dans cette zone que l'on voit, en très grand nombre, de petites cavités rudimentaires ou *néoformations alvéolaires*, tapissées *d'un épithélium cubique*. Ces petites cavités ont des formes variables et peuvent être réduites à de simples fentes ; quelquefois même leur lumière n'est pas apparente et elles ne sont décelées que par la présence de cellules cubiques s'ordonnant en épithélium.

On peut trouver ces cavités dans la paroi de la bronchectasie ou même dans le parenchyme pulmonaire sclérosé.

M. Tripier, le premier, a attiré l'attention sur la présence constante de ces néoformations alvéolaires dans les dilatations bronchiques et leur a attribué une importance considérable au point de vue du diagnostic étiologique. Il a constaté l'analogie de ces productions avec celles qu'il avait trouvées dans la pneumonie blanche du nouveau-né, de nature manifestement syphilitique, puis dans la pneumonie syphilitique de l'adulte et cette constatation a été le point de départ de sa théorie sur l'origine syphilitique des dilatations bronchiques. Dans la pneumonie blanche du nouveau-né, donttoutes les formes ont été décrites par M. Bériel, on trouve, en effet, une abondance considérable de ces néoformations alvéolaires à épithélium cubique. MM. Cade et Jambon ont publié (1) une observation d'un nourrisson de 6 mois, hérédo-syphilitique, dont les poumons présentaient par endroits les altérations caractéristiques de la pneumonie blanche de Virchow, et des lésions de bronchectasie généralisée. Dans le même mémoire ils citent l'observation d'un adulte (Obs. IX), où ils trouvent encore des noyaux d'hépatisation blanche (lésions très rares chez l'adulte), avec dilatation bronchiques très nettes.

On voit donc la gradation, ou plutôt les étapes par lesquelles passe la syphilis, quand elle frappe l'appareil pulmonaire; et, très fréquemment, *plus fréquemment qu'on ne le croit*, elle se manifeste

---

(1) CADE et JAMBON. — *Arch. de Med. expér. et d'Anat. Path.*, nov. 1905.

sous la forme de ces dilatations bronchiques, qu
sont alors le seul signe de l'atteinte syphilitique du
poumon.

En définitive, pour affirmer la nature syphilitique
des dilatations bronchiques, il faut faire la constation
des points suivants :

1° La présence constante de néoformations alvéolaires à épithélium cubique. — Elle est notée dans
tous les examens histologiques quand on les recherche.

2° La notion de la contagion antérieure. — Nous
l'avons signalée dans quelques-unes de nos observations. Elle a d'ailleurs peu de valeur, car les lésions
syphilitiques des périodes primaire et secondaire
échappent souvent à l'observation des malades. Nous
avons vu, d'ailleurs, à propos des rapports du tabès
et de la syphilis, que la négation et l'ignorance d'accidents antérieurs ne peuvent la faire éliminer.

3° Un résultat positif dans tous les cas où une séro-réaction considérée comme spécifique aura été employée. — MM. Garin et Laurent (1) ont étudié
cinq cas de dilatations bronchiques dans lesquels, la
réaction de Wassermann a toujours été positive.

*4° La présence dans d'autres organes de lésions
qui sont reconnues comme étant manifestement dues
à la syphilis.* — C'est ce que nous avons cherché à
montrer dans notre travail. Les observations analogues à celles que nous avons citées ne sont pas très
nombreuses. Elle le deviendront par la recherche

---

(1) GARIN et LAURENT. — *Presse Médicale*, 2 juillet 1910,
Journal de Physiologie et de Pathologie générale, n° 4,
juillet 1910.

minutieuse des lésions que nous envisageons, aux autopsies de sujets à antécédents syphilitiques, ou porteurs d'une seule atteinte viscérale spécifique.

Nous n'avons pas prétendu, dans ce travail, faire œuvre originale, mais simplement apporter notre pierre à l'édifice déjà commencé. La mise au jour d'un grand nombre d'observations anatomo-cliniques résoudra définitivement cet intéressant problème, à l'élucidation duquel nous avons modestement essayé de contribuer.

CONCLUSIONS

I. L'association des dilatations bronchiques à certaines lésions vicérales reconnues comme étant dues à la syphilis est un argument à ajouter aux preuves histologiques établies par M. Tripier, en faveur de leur origine syphilitique.

II. Dans ces cas, la coexistence de ces lésions viscérales avec les bronchectasies acquiert d'autant plus de valeur, que. souvent la syphilis n'est pas signalée dans les antécédents du sujet, soit qu'elle ait été niée ou méconnue ; elle ne se traduit alors à l'autopsie que par la présence de ces altérations viscérales associées.

III. La coexistence des dilatations bronchiques avec l'aortite syphilitique, l'anévrysme de l'aorte, le foie ficelé, le tabès permet de ranger ces dilatations au nombre des affections dites parasyphilitiques.

IV. Cette notion, établie par l'anatomie pathologique, peut être utilisée en clinique, pour affirmer les dilatations bronchiques, lorsque certains symptômes les ont fait soupçonner.

V. La séro-réaction de Wassermann (Garin et Laurent) a donné des résultats positifs, dans tous les cas où elle a été recherchée chez des sujets atteints de cette affection.

VI. Cette notion établie et admise, on verra que la syphilis du poumon, sous cette forme anatomique, est beaucoup plus fréquente qu'on ne le croit en général.

VII. Au point de vue pratique, il est important de connaître l'étiologie syphilitique des dilatations bronchiques, car l'institution précoce d'un traitement approprié, dans les débuts du moins, c'est-à-dire avant l'éclosion d'accidents surajoutés (bronchopneumonie, « gangrène des extrémités bronchiques »), peut influencer favorablement l'évolution du processus.

INDEX BIBLIOGRAPHIQUE

Andral. — *Clinique Médicale*, T. III, 1829-1834.

Audry. — Le *Journal Médical Français*, avril 1910.

Balzer. — Contribution à l'Etude de la Broncho-pneumonie, *Th. de Paris*, 1878.

Balzer et Grandhomme. — *Revue Mensuelle des maladies de l'enfance*, 1886, p. 497.

Bamberger. — Bemerkungen über die Bronchiectasis sacciformis *(Œsterreich Zeitschrift)*, 1859.

Barth. — Recherches sur la dilatation des bronches (*Mémoire de la Société Médicale d'observation de Paris*, 1856, T. III, p. 469).

Barthez et Sanné. — Traité clinique et pratique des maladies des enfants. T. I, 1884.

Beau et Maissiat. — Recherches sur le Mécanisme des mouvements respiratoires *(Archives Générales de Médecine*. T. III, 1843).

Bériel. — Syphilis du poumon chez l'enfant et chez l'adulte, 1907.

Biermer. — Zur Theorie und Anatomie der Bronchienerweiterung (*Virchows Archiv* T. XIX, 1860).

Blachez. — Dictionnaire encyclopédique des Sciences Médicales de Dechambre. Art. *Bronches*.

Boinet. — *In* Traité Médecine Brouardel et Gilbert.

Bonnet. — Sur l'Anatomie Pathologique et la Pathogénie des anévrysmes spontanés de l'aorte. *Th. de Lyon*, 1900.

Bourdieu. — Contribution à l'étude de la Syphilis pulmonaire. *Th. de Paris*, 1896.

Bouveret. — *Lyon Médical*, 25 octobre 1885.

Broussais F.-J.-V. — Cours de Pathologie et de Thérapeutique générale. T. II, 1834.

Cade et Jambon. — Sur les lésions broncho-pulmonaires de la syphilis tertiaire (*Arch. de Méd. expérim. et d'Anat. Pathol.*, nov. 1905, p. 649).

Cade et Savy. — Syphilis et dilatation bronchique. *Soc. Médic. Hôp. Lyon*, 30 janvier 1906. In *Lyon Médical*, 1906. T. I, p 345.

Caire. — Syphilis tertiaire scléro-gommeuse du foie. *Th. de Lyon*, 1901.

Carlier. — Étude sur la syphilis pulmonaire. *Th. de Paris*, 1882.

Casalis. — Considérations sur la formation des dilatations bronchiques. *Th. de Paris*, 1862.

Castaigne. — Le *Journal Médical Français*, avril, 1910.

Charcot (J.-M.). — Maladie du poumon et du système vasculaire (Œuvres complètes. T. V, 1888). — Leçons du cours d'anatomie pathologique (Faculté de Médecine, 1877-1878, p. 194).

Claisse. — Dilatation bronchique expérimentale (*Soc. biologie*, 26 octobre 1895).

Claisse. — Traité de Médecine et de Thérapeutique de Brouardel et Gilbert 1910.

Collet et Ballivet. — Tabès; arthropathies tabétiques; dilatations bronchiques. *Soc. des Sc. Médicales de Lyon*, 23 mai 1906. In *Lyon Médical*. T. II, 1906, p. 236.

Cornil. — Sur quelques points d'histologie pathologique relatifs à la pneumonie interstitielle des phtisiques. *Société anatom.*, 1899, p. 21.

Cornil et Ranvier. — Traité d'histologie pathologique.

Corrigan. — De la cirrhose du poumon. *Achives générales de Médecine*, 3e série. T. II, 1838 (traduit d'un travail publié dans le Journal de Médecine de Dublin).

Coyne. — Anatomie Pathologique, 1864.

Cruveilhier. — Traité d'Anatomie Pathologique générale. T. II, 1852.

DALLIDET. — Anatomie pathologique et Pathogénie de la dilatation des bronches. *Th. de Paris*, 1881.

DEBOVE et ACHARD. — Traité de Médecine, 1893.

DÉJERINE et SOTTAS. — *Revue de Médecine*, 1893, p. 721.

DESPLATS. — Communic à la Soc. Méd. hôp. Paris, 1879. In *Union Médicale*, 26 août 1879, p. 309.

DIEUDONNÉ. — Contribution à l'étude de la dilatation des bronches chez l'enfant. *Th. de Nancy*, 1907.

DIEULAFOY. — Cliniques Médicales de l'Hôtel-Dieu, 1897-1898. T. II. (18e et 19e leçons).
— Manuel de Pathologie Interne.

DORLÉANS. — Coexistence d'accidents syphilitiques tertiaires avec le tabès et la paralysie générale. *Th. de Paris*, 1906.

DUBOIS. — Sur la coexistence d'accidents syphilitiques tertiaires avec le tabès. *Th. de Lyon*, 1906.

FOURNIER E. — Traité de la syphilis, 1906. T. II, vol. II.
— *Bulletin Médical*, 4 déc. 1901.

GAIRDNER. — On the pathological states of the lung, connected with bronchitis (Monthly Journal of medical science). T. XIII, 1851.

GARIN et LAURENT. — La réaction de Wassermann. In *Journal Physiol. et Pathologie générale*, juillet 1910, p. 561.

GINTRAC. — Nouveau dictionnaire de Médecine et de Chirurgie pratiques de Jaccoud. T. V., 1866.

GOMBAULT. — Etude sur l'anatomie pathologique, les causes et le diagnostic de la dilatation des bronches. *Th. de Paris*, 1858.

GRANCHER. — Dilatation bronchique chez les tuberculeux. *Gazette Médicale de Paris*, 1878.

GRANCHER et COMBY. — Traité des maladies de l'enf., 1904, vol. III. 2e édit.

GRASSET. — Etude sur les affections chroniques des voies respiratoires, d'origine paludéenne. *Th. de Montpellier*, 1873.

GRISOLLE. — Traité élément. et prat. de pathol. interne. T. II, 1864.

GUILLY. — Fréquence de la coexistence chez les syphilitiques des aortites avec le tabès et la paralysie générale. *Th. de Paris*, 1904.

HANOT. — Société Médicale des hôpitaux de Paris. Mai-juin 1893.

HANOT et GILBERT. — Archives de Physiologie, 1884.

HARDY et BÉHIER. — Traité élémentaire de Pathologie int., T. V, 1864.

HELLER. — Deutsch. Arch. fur Klin. Med. 1885, vol. 36.

HILLER. — Charité Annalen., vol. 9, 1884. Anal. dans Rev. des Sc. Médic. de Hayem, 1885.

KATZ. — De la dilatation des bronches. *Th. de Strasbourg*, 1864.

LAENNEC. — Traité d'auscultation médiate des poumons et du cœur, 1818.

LANCEREAUX. — Traité de la Syphilis, 1873.
— *Gazette des hôpitaux*, 10 déc. 1881.
— *Gazette hebdomadaire*, juillet-août-septembre 1864.

LEBERT. — Traité d'anatomie patholog. génér. et spéciale. T. I, 1857.

LEGENDRE. — Société Médicale des Hôpitaux, 26 mai 18.3.

LEROY. — Archives de physiol. normale et patholog., 1879.

LETULLE. — *Cœur. Vaisseaux. Poumons*. Anatomie Pathologique, 1897.

LEUDET. — *Bulletin de la Société Anatomique de Paris*, mars 1853.

LUYS. — *Bulletin de la Société Anatomique de Paris*, avril 1861.

MARFAN. — Traité de Médecine de Bouchard et Brissaud, 1901.

MASSARDIER. — Sur les lésions syphilitiques tertiaires apparaissant au cours du tabès à antécédents spécifiques ignorés. *Th. de Lyon*, 1908.

MAURIAC. — Syphilis tertiaire et syphilis héréditaire, 1890.

MENDELSSOHN. — Der Mechanismus der Circulation und Respiration. Berlin, 1845.

MILIAN. — Art : « Syphilis du poumon », dans Traité E. Fournier.

NICAISE. — Pathogénie de la dilatation des bronches. *Revue de Médecine*, 1893.

NIEMEYER (de). — Traité de pathologie interne et thérapeutique, 1868.

NOICA. — *Bulletin et Mémoire de la Société Anatomique de Paris*, juillet et octobre, 1899.

PAVIOT. — Cours d'anatomie pathologique, 1908-1909.

PIERRET. — Rapport présenté au XIIe Congrès international de médecine, à Moscou, (Considérations synthétiques sur la Pathogénie du Tabès). *Province Médicale*, 1897.

REYNAUD. — Mémoire de l'Académie Royale de Médecine, sur l'oblitération des bronches, t. IV, 1835.

RILLIET ET BARTHEZ. — Traité clinique et pratique des maladies des enfants, 1884.

ROKITANSKI. — Handbuch der speciellen pathologischen. Anatomie. Vienne, 1842.

ROQUES. — Cours de pathologie interne. 1909-1910.

STOKES. — Compendium de Médecine Pratique, 1836.

TRIPIER. — Traité d'Anatomie Pathologique générale, 1904.

TROJANOWSKI. — Klinische Beitrage zur Lehre von der Bronchectasie. *Dissert. inaug. Dorpatt*, 1864.

TROUSSEAU. — Cliniques médicales de l'Hôtel-Dieu, 1865, t. I.

VIALLE. — Des manifestations pleurales des anévrysmes de l'aorte. *Thèse de Lyon*, 1906.

VIRCHOW. — Arch. für patholog. Anatomie und Physiologie, 1862.

WILLIAMS (C.-J.-B). — The Cyclop of prac. med. p. 319.

— Lecture on the physiolog. and diseases of the chest. Londres 1840.

———

TABLE DES MATIÈRES

Introduction 11

Chapitre premier. — Généralités. 15

Chapitre II. — Historique........... 19

Chapitre III. — Critique des différentes théories...... 33

Chapitre IV. — Observations...................... 39

    Bronchectasies et aortite syphilitique............ 40

      —   et foie ficelé.................... 72

      —   et tabès 91

Chapitre V. — Anatomie pathologique 101

Conclusions 107

Index bibliographique........................... 109

Imp. P. LEGENDRE et Cie, 14, rue Bellecordière, Lyon